Thejashree N.
Vanamala N.
B. S. Keshava Prasad

Materiais Biocerâmicos em Endodontia

Thejashree N.
Vanamala N.
B. S. Keshava Prasad

Materiais Biocerâmicos em Endodontia

ScienciaScripts

MATERIAIS

BIOCERÂMICOS

Índice

Introdução

As biocerâmicas são materiais cerâmicos especificamente concebidos para utilização médica e dentária. Durante as décadas de 1960 e 1970, estes materiais foram desenvolvidos para utilização no corpo humano, tais como substituição de articulações, placas ósseas, cimento ósseo, ligamentos e tendões artificiais, próteses de vasos sanguíneos, válvulas cardíacas, dispositivos de reparação da pele (tecido artificial), substituições cocleares e lentes de contacto. As biocerâmicas são materiais inorgânicos, non-metálicos e biocompatíveis que incluem alumina e zircónia, vidro bioativo, revestimentos e compósitos, hidroxiapatite e fosfatos de cálcio reabsorvíveis e vidros de radioterapia. São quimicamente estáveis, não corrosivos e interagem bem com os tecidos orgânicos.

L.L.Hench e outros, em 1969, introduziram um novo material chamado vidro biológico e observaram que vários vidros e cerâmicas podiam ligar-se ao osso vivo.[1] Desde esta descoberta, assistiu-se a uma evolução significativa, com a tecnologia da biocerâmica a ser utilizada na prática dentária e médica.

O fosfato de cálcio foi utilizado pela primeira vez como cimento dentário de restauração Bioceramics. No entanto, a primeira utilização documentada de materiais biocerâmicos como selante do canal radicular só ocorreu dois anos mais tarde, quando Krell e Wefel compararam a eficácia do cimento experimental de fosfato de cálcio com o selante de Grossman em dentes extraídos, não encontrando diferenças significativas entre ambos os selantes em termos de oclusão apical, adaptação, oclusão dos túbulos dentinários, adesão e coesão)[2,3]

As cerâmicas são materiais inorgânicos non-metálicos produzidos por aquecimento de minerais em bruto. As biocerâmicas são materiais compostos por partículas nanométricas de silicato tricálcico, pentóxido de tântalo, silicato dicálcico, dióxido de silício amorfo monobásico e fosfato de cálcio. Os materiais biocerâmicos incluem alumina e zircónia, vidro bioativo, vitrocerâmica, silicatos de cálcio, hidroxiapatite, fosfatos de cálcio reabsorvíveis e vidros de radioterapia. Estes materiais apresentam biocompatibilidade, bioatividade, resistência à fuga, capacidade de selagem e atividade de biomineralização. A presença de silicato de cálcio nestes materiais pode reduzir a inflamação e induzir a reparação dos tecidos. O fosfato de cálcio e o vidro bioativo induzem a formação de tecido duro. Além disso, os materiais biocerâmicos contribuem para a reparação dos tecidos, uma vez que estimulam a secreção de células morfogenéticas, proteínas e factores de crescimento, como a proteína morfogenética óssea e o fator de crescimento transformador beta. As aplicações endodônticas de materiais biocerâmicos para fins reparadores exigem várias propriedades físico-químicas (tempo de presa curto, pH alcalino elevado e libertação de iões de cálcio, elevada resistência mecânica, elevada radiopacidade, fluxo moderado, baixa porosidade e solubilidade) e também propriedades biológicas (biocompatibilidade, indução da diferenciação das células da polpa e atividade antibacteriana) para garantir a sua eficácia. [4]

No entanto, os actuais produtos disponíveis comercialmente não demonstram todas estas propriedades desejáveis, mas existem produtos com resultados clínicos favoráveis. O agregado de trióxido mineral (MTA) é um material biocerâmico padrão-ouro indicado para procedimentos reparadores que apresentam alto sucesso clínico. O MTA foi citado pela primeira vez na década de 1990 como um cimento de silicato de cálcio. Desde então, o MTA é utilizado para capeamento pulpar, pulpotomia, apexificação, perfuração, reparação de reabsorções radiculares, endodontia regenerativa e cirurgia apical. O MTA é um material biocompatível e selador que pode induzir a reparação dos tecidos (osso e dentina). As recomendações para a aplicação da biocerâmica envolvem a reparação ou regeneração do tecido pulpar, dos tecidos periodontais e também da dentina e dos tecidos ósseos. O MTA é recomendado para procedimentos diretos de capeamento pulpar e pulpotomia como um material para cobrir o tecido exposto e atuar como uma barreira. O contacto direto do MTA com o tecido pulpar pode estimular a cicatrização e a reparação da polpa através da indução da formação de pontes de dentina. [5,6]

As biocerâmicas como o MTA são indicadas para a terapia endodôntica regenerativa devido ao seu potencial para auxiliar o desenvolvimento radicular. A capacidade de selar, induzir a proliferação celular, a diferenciação e a biomineralização torna estes materiais os mais adequados para o selamento de coágulos sanguíneos. O MTA permite a adesão, apoia a proliferação celular e induz a migração de células estaminais mesenquimais. O MTA também é recomendado para a reparação de áreas onde ocorre comunicação periodontal (por exemplo, perfurações e obturação da extremidade da raiz). Esta recomendação baseia-se nas propriedades de biocompatibilidade, estabilidade dimensional e selamento. De facto, o MTA pode bloquear as comunicações entre o canal radicular e os tecidos circundantes.
O advento dos materiais biocerâmicos aumenta a possibilidade de processos reparadores e regenerativos na medicina dentária e, mais precisamente, na endodontia.[4]

Definição

As bio-cerâmicas são materiais cerâmicos biocompatíveis ou óxidos metálicos com uma capacidade de selagem melhorada, atividade antibacteriana e antifúngica aplicada para utilização em medicina e medicina dentária. Têm a capacidade de funcionar como tecidos humanos ou de reabsorver e encorajar a regeneração de tecidos naturais. Incluem a alumina e a zircónia, o vidro bioativo, as vitrocerâmicas, os silicatos de cálcio, a hidroxiapatite e os fosfatos de cálcio reabsorvíveis.

História

Os materiais de selagem modernos evoluíram com grandes desafios (toxicidade, resistência mecânica e integração). Seguindo os seus antecedentes históricos, há mais de 170 anos, foram utilizados materiais à base de amálgama de prata (prata e mercúrio) para selar as cavidades. Mais tarde, o estanho foi incluído no composto de amálgama de prata, mas o inconveniente deste material era o facto de a fase intermetálica estanho-mercúrio corroer facilmente, levando à rutura das obturações. O cobre (Cu), introduzido na amálgama para eliminar as fases intermetálicas de estanho-mercúrio, deu origem a materiais de amálgama modernos com pós de liga de prata-cobre-estanho juntamente com mercúrio. Estes materiais sobreviveram com ataques químicos e estabilidade mecânica no ambiente oral durante mais tempo. Mais tarde, os investigadores descobriram que a libertação de mercúrio das obturações, contaminadas e devido ao seu comportamento tóxico, aumenta o risco (carcinogenicidade, danos na cavidade dentária e no osso alveolar) para o ambiente oral. Por conseguinte, alternativas à amálgama de prata foram fundidas com a liga de gálio-índio-estanho à temperatura ambiente; com isto, a mistura de prata-cobre-estanho foi combinada e formulada como pasta. Estas ligas de enchimento eram também propensas à corrosão e as reacções toxicológicas do gálio tornaram-se um desafio)[51]

Após esta época, os compósitos à base de resina progrediram como obturação endodôntica por volta da década de 1960. Os compósitos dentários modernizados consistem numa pasta com a mistura de monómeros de dimetacrilato juntamente com reticulação, incluindo revestimentos de silano e partículas de cerâmica, e esta pasta de compósito foi utilizada para selar cavidades. Estes compósitos à base de resina têm uma resistência semelhante à da amálgama; no entanto, a contração da polimerização na interface resina-dente provou ser uma desvantagem dramática destes materiais. Para ultrapassar estas adversidades, foi experimentada a apatite rica em fosfato de cálcio com componentes de ácido fosfórico e compostos orgânicos/inorgânicos porosos. Consecutivamente, os materiais bioactivos de porcelana à base de resina/sílica estão a ser ajustados para melhorar o padrão dos materiais de restauração. [1]

As bio-cerâmicas são materiais cerâmicos especificamente concebidos para utilização em medicina e medicina dentária. Incluem alumina e zircónia, vidro bioativo, vitrocerâmica, revestimentos e compósitos, hidroxiapatite e fosfatos de cálcio reabsorvíveis. Existem numerosas biocerâmicas atualmente em utilização tanto em medicina dentária como em medicina, embora mais em medicina. A alumina e a zircónia estão entre as cerâmicas bio-inertes utilizadas em dispositivos protéticos. Os vidros bioactivos e as cerâmicas de vidro estão disponíveis para utilização em medicina dentária sob várias designações comerciais. Além disso, as cerâmicas porosas, como os materiais à base de fosfato de cálcio, têm sido utilizadas para preencher defeitos ósseos. Mesmo alguns silicatos de cálcio básicos, como o ProRoot MTA (Dentsply), têm sido utilizados em medicina dentária como materiais de reparação radicular e para retropreenchimentos apicais. [3]

História do MTA

O agregado de trióxido mineral (MTA) foi desenvolvido na Universidade de Loma Linda, na década de 1990, como um material de obturação da extremidade da raiz. É utilizado principalmente para selar perfurações laterais da raiz e como material de obturação da extremidade da raiz. A utilização do MTA como material de obturação do extremo da raiz foi identificada pelo facto de o material ser hidráulico e endurecer na presença de água. O agregado de trióxido mineral (MTA) foi aceite pela Administração Federal de Medicamentos dos EUA e ficou disponível comercialmente como ProRoot MTA (Tulsa Dental Products, Tulsa, OK, EUA). Até há pouco tempo, estavam disponíveis duas formas comerciais de MTA (ProRoot MTA), nas formas cinzenta ou branca. Recentemente, o MTA-Angelus (Angelus Soluções Odontológicas, Londrina, Brasil) passou a estar disponível)[6,7]

A patente do MTA refere que "o MTA consiste em 50-75% (peso) de óxido de cálcio e 15-25% de dióxido de silício. Estes dois componentes juntos constituem 70-95% do cimento. Quando estas matérias-primas são misturadas, produzem silicato tricálcico, silicato dicálcico, aluminato tricálcico e aluminoferrite tetracálcica. Com a adição de água, o cimento hidrata-se, formando um gel de silicato hidratado". Além disso, "o MTA é um cimento Portland de Tipo 1 (American Society for Testing Materials), com uma finura (número Blaine) no intervalo de 4500-4600 cm^2 /g. Um radiopacificador (óxido de bismuto) é adicionado ao cimento para diagnóstico radiológico dentário)[2,11]

MTA cinzento e branco - O MTA comercial existe tanto na forma cinzenta como na branca (Dentsply, Tulsa Dental Products, Tulsa, OK, EUA). Recentemente, uma empresa brasileira produziu MTA - Angelus. A diferença entre o MTA cinzento e o MTA branco tem sido referida como sendo a falta de ferro na versão branca)[8,9]

MTA e cimento Portland - A semelhança do MTA com o cimento Portland foi relatada apenas em 2000[10]. Estudos posteriores comparando o MTA branco (White MTA, Dentsply, Tulsa Dental Products, Tulsa, OK, EUA) com o cimento Portland branco mostraram que os cimentos têm elementos constituintes semelhantes, exceto o óxido de bismuto no MTA. Foram obtidos resultados semelhantes quando se comparou o MTA Angelus com o cimento Portland. Tanto o MTA como o cimento Portland eram biocompatíveis, uma vez que a composição de ambos os materiais era semelhante. A microscopia eletrónica de varrimento das secções polidas do MTA e do cimento Portland mostrou que a fase de aluminato normalmente presente no cimento Portland era escassa no MTA. O MTA tinha um nível mais baixo de silicato tricálcico e um nível mais alto de silicato dicálcico, quando comparado com o cimento Portland branco. Não havia aluminato tricálcico presente no MTA, o que sugere que o material não foi preparado num forno rotativo, como é habitual no fabrico de cimento Portland. Foi encontrado menos sulfato de cálcio no MTA. O cimento Portland tinha um total de 4,9% de sulfato de cálcio presente como di- e hemi-hidrato e anidrite. O agregado de trióxido mineral (MTA) tinha apenas 2,2% de sulfato de cálcio e o di-hidrato estava ausente)[211]

Evolução da Biocerâmica na Endodontia

Os materiais à base de biocerâmica foram introduzidos na endodontia na década de 1990, primeiro como materiais de obturação retrógrada e depois como cimentos de reparação radicular, selantes de canais radiculares e revestimentos para cones de guta-percha. As vantagens potenciais dos materiais biocerâmicos na endodontia estão relacionadas com as suas propriedades físico-químicas e biológicas. As biocerâmicas são biocompatíveis, não tóxicas, não encolhem e, normalmente, são quimicamente estáveis no ambiente biológico. Uma outra vantagem destes materiais é a sua capacidade de formar hidroxiapatite e, em última análise, criar uma ligação entre a dentina e o material.[10,11]

Após a introdução dos materiais biocerâmicos na endodontia clínica, o agregado de trióxido mineral (MTA) tornou-se reconhecido como o material de referência para uma variedade de situações clínicas e é talvez o material reparador mais próximo do ideal, devido às suas excelentes propriedades físico-químicas e biológicas. Os materiais biocerâmicos, com a sua natureza biocompatível e excelentes propriedades físico-químicas, são amplamente utilizados em aplicações endodônticas. Podem funcionar como cimentos, materiais de reparação radicular, selantes de canais radiculares e materiais de obturação, que apresentam as vantagens de uma maior biocompatibilidade, potencial aumento da resistência radicular após a obturação, propriedades antibacterianas e capacidade de selagem)[61]

As biocerâmicas são as potenciais candidatas ao selamento endodôntico, e esta classe de materiais consiste em agregado de trióxido mineral (MTA), ERRM (material de reparação radicular EndoSequence) Putty, ERRM Paste, Biodentine e iRoot FS (pasta pré-carregada numa seringa com pontas de entrega de material para entrega intracanal), iRoot SP, MTA Fillapex e BC Sealer MTA Plus, guta-percha e vidro bioativo. Atualmente, o MTA é o material padrão de ouro para restauração; no entanto, pode ser substituído por vidros bioactivos, melhorando as propriedades em termos de estabilidade mecânica e tempo de presa precoce.[1]

Ao longo dos anos, muitos materiais têm sido recomendados para induzir a reparação tecidular dos tecidos dentários e periapicais (por exemplo, cimentos de óxido de zinco eugenol, cimento de ionómero de vidro, resinas compostas, amálgama, guta-percha, hidróxido de cálcio). O aparecimento do MTA demonstrou um grande potencial nas terapias endodônticas, e as modificações e melhorias desta biocerâmica deram origem a muitos materiais. O Endosequence Bioceramic Root Repair Material (Brasseler, Savannah, EUA) foi desenvolvido como um cimento pré-misturado numa massa de presa rápida, que pode ser aplicada com uma seringa, para melhorar a manipulação e as desvantagens da descoloração. O Endosequence contém dióxido de zircónio como radiopacificador que não forma um precipitado em contacto com o colagénio. No entanto, os resultados relativos ao seu potencial de descoloração são distintos. O RetroMTA (BioMTA, Seul, Coreia) também apresenta uma modificação na sua composição em relação ao MTA e não apresenta cimento Portland, e utiliza zircónia hidráulica de cálcio como radiopacificador. Este produto tem carbonato de cálcio e pode apresentar um tempo de presa rápido (3 minutos) em comparação com o MTA, mas ainda demonstrou algum potencial de descoloração. O Generex A (Dentsply Tulsa, Tulsa, EUA) é semelhante ao ProRoot MTA (Dentsply Sirona, Nova Iorque, EUA), mas é misturado com géis em vez de água. Alguns estudos demonstraram que o silicato tricálcico do Generex A estimula o crescimento dos osteoblastos e contribui para a formação de apatite óssea de forma semelhante ao MTA. O Ceramicrete-D (Tulsa Dental Specialties, Argonne, EUA) é composto por pó de hidroxiapatite, cerâmica de fosfosilicato e óxido de cério radiopaco, embora também possa conter óxido de bismuto como agente radiopacificador. Demonstrou capacidade de selamento e alcalinidade [35], propriedades de manuseamento semelhantes ao ProRoot MTA (Dentsply Sirona, Nova Iorque, EUA) e tempo de presa de 150 minutos. No entanto, a sua biocompatibilidade ainda é controversa![41]

A utilização de bio-cerâmicas na endodontia está muito difundida, por exemplo, na terapia da polpa vital, na obturação, na reparação de perfurações, na obturação retrógrada, na pulpotomia, na reabsorção, na especificação e na endodontia regenerativa, e tem um enorme potencial de crescimento na aplicação clínica)[101]

Classificação

Para além de não serem tóxicas, as biocerâmicas podem ser classificadas como

1. Bioinert: Não interativo com sistemas biológicos (zircónio e alumina)
2. Bioactivos: Interagem com os tecidos circundantes para estimular o crescimento de tecidos duráveis (fosfato de vidro e de cálcio, hidroxiapatite)
3. Biodegradável, solúvel ou reabsorvível: Eventualmente substitui ou é incorporado no tecido. Particularmente importante com estruturas de rede,

Outra classificação

Com base na origem

1. Natural
2. Sintético

Com base na resposta do tecido

1. Bioinert
2. Bioativo - reabsorvível, não reabsorvível

Com base na composição

1. À base de alumina
2. À base de zircónio
3. À base de carbono
4. Turbostática
5. Grafeno
6. Carbono tipo diamante
7. À base de fosfato de cálcio
8. Hidroxiapatite
9. Sílica

Com base na cristalinidade - cristalina, amorfa

Propriedades dos materiais biocerâmicos

A bio cerâmica desempenha um papel importante na medicina dentária devido às suas propriedades seguintes.

1. As bio cerâmicas são extremamente não tóxicas, biocompatíveis, não encolhem e são quimicamente estáveis no ambiente biológico.
2. A biocerâmica não provocará uma reação inflamatória se ocorrer um enchimento excessivo durante o processo de obturação ou numa reparação radicular.

[3]Tem também a capacidade de formar hidroxiapatite e de criar uma ligação química entre a dentina e os materiais de obturação adequados.[6]

Propriedades biológicas

Biocompatibilidade:

Os materiais utilizados em endodontia são frequentemente colocados em contacto íntimo com a polpa ou o periodonto, pelo que devem ser não tóxicos e biocompatíveis com os tecidos do hospedeiro. Existem diferentes testes in vitro e in vivo para avaliar a biocompatibilidade dos materiais dentários. Os testes in vitro incluem a avaliação do perfil de citotoxicidade de materiais potenciais utilizando diferentes linhas celulares (DC-27, MDPC-23, 0d-21, etc.) e o ensaio de brometo de 3-(4,5- dimetiltiazol-2-il)-2,5 difeniltetrazólio (MTT), citometria de fluxo utilizando coloração de viabilidade celular e testes para a capacidade das células crescerem e povoarem a superfície de um material. Os testes in vivo incluem testes de utilização em animais experimentais, de acordo com protocolos clínicos aceites, seguidos de exame histológico. ![11]

Estimulação da biomineralização:

Um material ótimo utilizado para fins endodônticos, como o capeamento pulpar, a reparação de perfurações ou a obturação de extremidades radiculares, não só proporciona um selamento eficaz, como também induz a formação de ligações químicas e a precipitação de apatite na dentina ao longo do tempo. É provável que a biomineralização facilite a cicatrização na interface material-tecido, resultando na elevação do pH local, na libertação de iões minerais e na formação de estruturas semelhantes à apatite. Os cristais de apatite crescem no interior das fibrilas de colagénio, promovendo a nucleação controlada de minerais na dentina e desencadeando a formação de uma camada interfacial na interface material-dentina. Um biomaterial ideal utilizado em endodontia deve estimular e modular o processo de biomineralização para selar corretamente a margem de um defeito dentário, de modo a que a barreira recém-formada de tecido mineralizado possa proteger o canal radicular de bactérias e toxinas)[12] ![13]

Indução da diferenciação das células da polpa:

A exposição severa da polpa e a destruição da camada de odontoblastos subjacente podem, em condições específicas, iniciar a regeneração do complexo dentina-polpa através do recrutamento e diferenciação de células progenitoras em células secretoras e da estimulação da dentinogénese reparadora. O principal objetivo da utilização de um material bioativo para este processo reparador e de cicatrização é formar uma barreira de tecido mineralizado para proteger a polpa de novas fugas. Clinicamente, os objectivos de tratamentos como o capeamento pulpar direto e a pulpotomia são selar a ferida pulpar, induzir a diferenciação de células semelhantes a odontoblastos e estimular a secreção de dentina de modo a construir uma ponte de dentina.[11]

Atividade antibacteriana

O tratamento do canal radicular reduz, mas normalmente não elimina todos os micróbios. Foi registada a persistência de microrganismos nos túbulos dentinários, canais laterais e ramificações apicais após o tratamento do canal radicular. Por conseguinte, considera-se benéfico que os materiais endodônticos que são permanentemente selados no canal radicular tenham uma atividade antibacteriana duradoura. Até à data, existem poucas provas disponíveis que demonstrem que os materiais biocerâmicos utilizados para fins endodônticos podem matar bactérias em canais dentinários infectados.

No entanto, o modelo padronizado de infeção da dentina tem um grande potencial para revelar a atividade antibacteriana das biocerâmicas endodônticas contra a infeção da dentina.[13]

Méritos da Biocerâmica

A incrível biocompatibilidade das biocerâmicas num ambiente fisiológico, devido à sua semelhança com a apatite mineral natural, incentiva estes materiais para aplicações biomédicas. As propriedades osteoindutoras, osteocondutoras e bioreabsorvíveis enriquecem a regeneração do tecido ósseo. A ligação química com a microestrutura do dente e as propriedades antimicrobianas induzem uma melhor vedação hermética com a estrutura do dente, o que conduz a aplicações dentárias relevantes. O MTA é um dos melhores selantes e está a ser utilizado principalmente entre as biocerâmicas; tem boa solubilidade, bioatividade melhorada, propriedades antimicrobianas aceitáveis e capacidade de selamento. [1,3]

O MTA revelou uma biocompatibilidade superior com a proliferação de células estaminais mesenquimais sem genotoxicidade e citotoxicidade, de acordo com relatórios anteriores. A elevada solubilidade do MTA pode comprometer a selagem duradoura das restaurações, sendo fundamental que resista como um material bioativo. Além disso, neste período de tempo, a biodentina foi desenvolvida; esta também é formulada de forma semelhante às composições à base de MTA com algumas propriedades melhoradas. No caso da biodentina e do MTA, o carbonato de cálcio (CaC03) actua como ponto de nucleação para formar o gel de silicato de cálcio hidratado (C-S-H). Juntamente com este material, os polímeros solúveis em água equilibram a viscosidade e induzem o tempo de presa. O tempo de presa da Ofbiodentine começa aos 6 minutos e a presa final ocorre em cerca de 45 minutos. Este é um dos comportamentos atractivos do biodentine em relação a outros materiais à base de silicato de cálcio.

O Biodentine apresenta uma estabilidade mecânica melhorada e uma presa mais rápida que reduz o risco de contaminação microbiana/bacteriana do que o MTA. O material de reparação radicular EndoSequence apresentou fugas no selamento em comparação com os grupos de MTA. No entanto, este material revelou propriedades antimicrobianas e biocompatíveis semelhantes às do MTA. [1]

Utilizações da biocerâmica

As utilizações da biocerâmica são as seguintes

1. Endodontia: obturação, selantes, obturação retrógrada, reparação de perfurações, apexificação, pulpotomia e endodontia regenerativa.
2. Restauração: hipersensibilidade da dentina, substituto da dentina, remineralização da dentina e capeamento pulpar.

3. Próteses: próteses, implantes de dispositivos protéticos, revestimentos de implantes para melhorar a osteointegração e a biocompatibilidade.

4. Cirurgia: obturações em defeitos ósseos cirúrgicos, substituições de articulações, aumento do osso alveolar, fratura do pavimento orbital e obliteração de seios da face. [14,15]

Aplicações da biocerâmica em procedimentos endodônticos

1. Tampagem da pasta
2. Pulpotomia da câmara pulpar
3. Procedimentos de Apexificação
4. Reparação de perfurações
5. Reparação de defeitos de origem
6. Procedimentos de cirurgia endodôntica
7. Procedimentos de revitalização.[6]

BICERÂMICA EM DENTISTERIA OPERATÓRIA E ENDODONTIA

A. AGREGADO DE TRIÓXIDO MINERAL

O MTA foi introduzido pelo Dr. Torabinajed em 1993. Está estabelecido como condutor, indutivo e biocompatível da Osseo. Tem sido comercializado como ProRoot desde a sua aprovação pela FDA em 1998. Em 1999, o Pro Root MTA (Dentsply Tulsa Dental Specialties, Johnson City, TN) foi o primeiro produto MTA disponível comercialmente a ser lançado nos Estados Unidos. O MTA Angelus (Angelus, Londrina, Brasil / Clinician's Choice, New Milford, CT) foi lançado no Brasil em 2001 e recebeu a aprovação da FDA em 2011, tornando-se disponível nos Estados Unidos.

O MTA Angelus (Fig1) apresenta um tempo de presa reduzido, é vendido em recipientes que permitem uma distribuição mais controlada e possui as mesmas propriedades desejáveis que o MTA tradicional. Enquanto que o ProRoot MTA original é vendido em pacotes de utilização única, o MTA Angelus mais recente é embalado em frascos herméticos que permitem aos profissionais dispensar um pequeno volume de pó, fechando o restante no seu recipiente original para utilização futura.[16,17]

O ProRoot MTA tradicional demora cerca de 2 a 3 horas a secar. O MTA Angelus endurece no espaço de 15 minutos após a preparação. A diminuição do tempo de presa é, por vezes, desejável, uma vez que os clínicos podem assegurar que o material está preso no momento da colocação e podem prosseguir com os seus procedimentos de restauração sem se preocuparem com a lavagem do MTA. O tempo de presa reduzido do MTA Angelus resulta da redução da concentração de sulfato de cálcio, que é a substância responsável pelo tempo de presa mais longo na formulação original. O MTA está disponível nas versões cinzenta e branca. Os primeiros produtos de MTA eram cinzentos e a maior parte da investigação inicial foi feita sobre esta formulação. Devido a problemas de coloração que foram comunicados quando os resíduos de MTA eram deixados na coroa clínica, a versão branca do MTA foi introduzida no mercado em 2002. O MTA branco demonstrou uma diminuição do potencial de manchamento, mas os clínicos ainda devem ser diligentes na remoção de todos os vestígios de MTA antes de restaurar o acesso coronal dos dentes na zona estética.14 A diferença entre as duas cores deve-se principalmente a uma diminuição das concentrações de óxidos de ferro, alumínio e magnésio no MTA branco. A maior diferença está na proporção relativa de óxido de ferro, em que se verificou que o MTA branco tem menos 90,8% quando comparado com a variedade original de MTA cinzento. Mesmo com estas modificações, o MTA branco continua a ter propriedades semelhantes às do cimento MTA cinzento.[18]

Quando foi introduzido pela primeira vez, os clínicos tiveram dificuldade em manusear o MTA devido à sua consistência de areia húmida, ao contrário da maioria dos outros materiais dentários convencionais. Após a introdução no mercado de vários dispositivos de aplicação personalizados, o manuseamento e a aplicação deste material tornaram-se mais previsíveis. É utilizado principalmente para selar perfurações radiculares laterais e como material de obturação de extremidades radiculares, mas atualmente também é utilizado para capeamento pulpar, pulpotomia, apexogénese, formação de barreira apical em dentes com ápices abertos, reparação de perfurações radiculares e como material de obturação de canais radiculares. O pó de MTA contém partículas hidrofílicas finas que se fixam na presença de humidade. Atualmente, está disponível nas formas cinzenta e branca. A principal diferença entre as formas cinzenta e branca é a ausência de potássio e a presença de óxido de bismuto.
A forma cinzenta do MTA é constituída por silicato dicálcico e tricálcico e óxido de bismuto, enquanto a forma branca é constituída por silicato tricálcico e óxido de bismuto. Quando o pó de trióxido mineral é misturado com água, forma-se inicialmente hidróxido de cálcio e silicato de cálcio hidratado, que mais tarde se converte num gel sólido poroso e pouco cristalizado. O cálcio precipitado forma hidróxido de cálcio, que é a razão da elevada alcalinidade do MTA após a hidratação. Trata-se de um biomaterial ativo com potencial para interagir com os fluidos dos tecidos. O óxido de bismuto fornece radioopacidade. Está presente tanto no MTA hidratado como no não hidratado. O MTA tem um tempo de presa longo quando comparado com outros materiais, o que constitui a sua principal desvantagem. A resistência à compressão do agregado de trióxido

mineral é menor quando comparada com outros materiais após 24 horas. A resistência à compressão e a resistência de união por arrancamento atingem o seu máximo vários dias após a mistura, porque a taxa de hidratação do silicato dicálcico é mais lenta do que a do silicato tricálcico.8 O valor do pH do agregado de trióxido mineral é de 10,2 após a mistura e aumenta para 12,5 após 3 horas. Vários estudos de biocompatibilidade e mutagenicidade confirmaram que o agregado de trióxido mineral é um material biocompatível. O sucesso do MTA como material de reparação radicular e de retro-obturação apical é inquestionável, mas tem as suas próprias limitações de utilização. Não vem pré-misturado, é difícil de utilizar em retro-obturações e as suas partículas de grandes dimensões não podem ser extrudidas através de uma pequena seringa. O aumento da investigação sobre o MTA levou ao material de reparação radicular EndoSequence, que está disponível como massa pré-misturada ou numa seringa. Isto ajuda a garantir uma mistura correta e também facilita a utilização. O material de reparação radicular Endosequence foi criado como cimento branco pré-misturado para reparações permanentes de canais radiculares e retro-obturações. As vantagens deste material são o seu elevado PH, elevada resistência à lavagem, ausência de contração durante a presa, excelente biocompatibilidade e boas propriedades físicas![19] ,201

Composição do MTA

O MTA é constituído principalmente por cimento Portland

Pó

1) Cimento Portland purificado

2) Mistura de dicalciumsilicato [Ca2Siθ4] (75%),

3) Tricalciumsilicato[Ca3SiO5],

4) Aluminato tricálcico [Ca3Al2θ6],

5) Sulfato de cálcio [CaSO4, gesso], (5%)

6) Aluminoferrite tetracálcica [4Ca0Al203Fe203])

7) Óxido de bismuto (20%)

8) Pequenas quantidades deSiθ2, CaO, MgO, K2SO4 eNa2SO4

Líquido

Água destilada

Diferença entre MTA cinzento e branco

Devido ao facto de a WMTA ter menos 54,9% de A12 03, menos 56,5% de MgO e menos
90,8% de FeO do que a GMTA, concluiu-se que a redução de FeO era muito provavelmente a
razão para a mudança de cor. Além disso, foi afirmado que a WMTA tinha partículas que eram
globalmente mais pequenas do que a GMTA. Pl

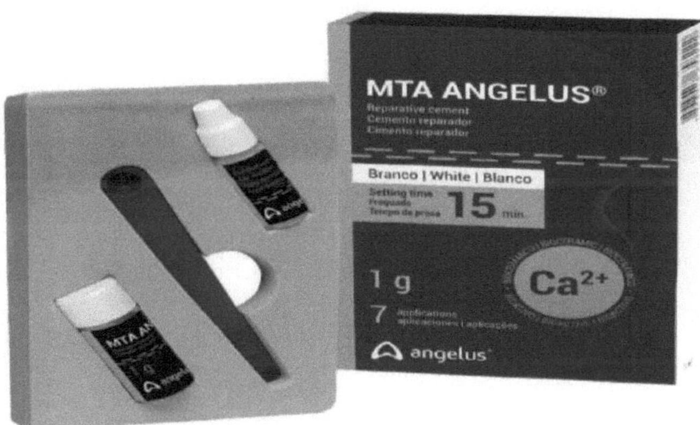

Fig 1- MTA ANGELUS

Propriedades físicas

Resistência à compressão - 40 MPa às 24 horas e ~67 MPa aos 21 dias.

Reação de endurecimento - O MTA endurece através de uma reação exotérmica, exigindo a
hidratação do seu pó para produzir a pasta de cimento que amadurece com o tempo. As reacções
mais importantes são o silicato tricálcico e o silicato dicálcico que reagem com a água para
produzir hidratos de silicato de cálcio (C-S-H) e hidróxido de cálcio [Ca (OH) 2]. A bioatividade
do MTA é atribuída à hidratação do pó, causando a dissolução e difusão do Ca+2, a formação de
produtos de reação (CS-H e Ca[0H]2) e outras reacções que resultam na formação de apatite. O
cloreto de cálcio acelera a reação de presa, enquanto o hipoclorito de sódio impede a formação
de hidróxido de cálcio.

$$2[3CaO.SiO2] + 6H2O \quad {>} 3CaO.2SiO2.3H2O + 3Ca(OH)2 \quad 2[2CaO.SiO2] + 4H2O$$

$$\text{---}{>}3CaO.2SiO2.3H2O + Ca(OH)2 \quad 7Ca(OH)2 + 3Ca(H2PO4)2 \text{---}{>} Ca10(PO4)6(OH)2 +$$

$$12H2O$$

Tempo de presa - O rácio pó-líquido recomendado para o MTA é de 3:1. O tempo de presa do ProRoot MTA cinzento foi registado por Torabinejad et al. como 2 horas e 45 minutos (± 5 minutos). Islam et al. registaram tempos de presa final de 140 min (2 h e 20 min) para o WMTA e 175 min (2 h e 55 min) para o GMTA. A presença de gesso é apontada como a razão para o tempo de presa alargado. A fim de reduzir o tempo de presa, o efeito de aceleradores como o fosfato de sódio dibásico (Na2HPO4) e o cloreto de cálcio (CaC12) foi adicionado a produtos como o MTA Bio e depois utilizado como material de presa rápida)[3, 201]

pH-Os produtos de MTA hidratado têm um pH inicial de 0,2, que aumenta para 12,5 três horas após a mistura.

Resistência de união à deslocação - A resistência de retenção do **MTA** é significativamente menor do que a do ionómero de vidro ou do cimento de fosfato de zinco e, por isso, não é considerado um agente de cimentação adequado. Estudos demonstraram que uma espessura de 4 mm de MTA (barreira apical) oferecia mais resistência à deslocação do que uma espessura de 1 mm. Aggarwal V et al. verificaram que a resistência de união push-out do MTA após 24 horas era de ~5,2 ± 0,4 MPa. A resistência aumentou significativamente para 9,0 ± 0,9 MPa após as amostras terem sido deixadas a endurecer durante 7 dias.

Resistência à flexão - De acordo com Walker et al., a colocação de pellets de algodão húmido sobre o MTA endurecido durante 24 horas mostrou um aumento significativo da resistência à flexão, ou seja, ~14,27±1,96 MPa.

Porosidade - A quantidade de porosidade no cimento misturado está relacionada com a quantidade de água **adicionada** para fazer uma pasta, o aprisionamento de bolhas de ar durante o procedimento de mistura ou o valor do pH ácido ambiental.

Microdureza - Uma menor humidade, valores de pH baixos, a presença de um agente quelante e uma maior pressão de condensação podem afetar negativamente a microdureza do MTA.

Capacidade de selagem - A maioria dos estudos de filtração de corantes e fluidos sugere que os materiais **MTA** permitem, em geral, menos microinfiltração do que os materiais tradicionais quando utilizados como restauração apical, proporcionando uma proteção equivalente à de uma preparação ZOE quando utilizados para reparar perfurações de furca. O GMTA e o WMTA apresentaram resultados ambíguos em comparação com a guta percha quando utilizados como material de obturação do canal radicular em estudos de microinfiltração. Não se observaram fugas significativas quando permaneceram pelo menos 3 mm de MTA após a ressecção da extremidade da raiz.

No entanto, observa-se uma fuga significativamente maior quando a espessura de 2 mm ou menos de MTA permanece após a ressecção da extremidade da raiz![21,221]

O MTA tem sido proposto como um medicamento potencial para o capeamento de polpas com pulpite reversível devido à sua excelente compatibilidade com os tecidos. É muito superior ao hidróxido de cálcio utilizado por rotina, com base na reação dos tecidos e na quantidade e tipo de ponte de dentina formada. Com o MTA, a ponte de dentina após o capeamento da polpa foi observada em cerca de 1 semana, tendo aumentado de forma constante em comprimento e espessura no prazo de 3 meses após o capeamento, ao passo que após o capeamento da polpa com hidróxido de cálcio, a ponte de dentina era menos consistente e apresentava numerosos defeitos de túnel. Num estudo histológico realizado por Jabbarifar et al. verificou-se que o MTA era uma melhor escolha como material de pulpotomia, juntamente com o vidro bioativo, quando comparado com a hidroxiapatite e o formacresol. Muitos materiais têm sido utilizados como agentes de obturação de extremidades radiculares, mas a principal desvantagem é a sua incapacidade de evitar fugas e a falta de biocompatibilidade![231]
Os dentes tratados com MTA exibiram significativamente menos inflamação, mais formação de cemento e regeneração dos tecidos perirradiculares. O tratamento convencional de um dente permanente imaturo não vital é a apexificação com hidróxido de cálcio. O objetivo da apexificação é obter uma barreira apical de modo a evitar a extrusão do material obturador.
Mas a desvantagem da utilização do hidróxido de cálcio é o tempo prolongado necessário para a conclusão do procedimento, que pode variar entre 3 e 54 meses.

Este problema é resolvido com a utilização do MTA. Um tampão de MTA de 4 mm de espessura colocado na região apical é adequado para formar uma barreira, selando o canal a partir da área periapical. O Agregado de Trióxido Mineral pode ser usado para obturar o canal radicular de um dente decíduo retido onde o dente permanente sucessor está ausente. Esta técnica não é recomendada para a obturação de dentes decíduos que se espera que esfoliem, uma vez que se prevê que o Agregado de Trióxido Mineral seja absorvido lentamente. Lee e colaboradores verificaram que o MTA apresentava significativamente menos fugas e menor tendência para sobrepreenchimento ou subpreenchimento, quando comparado com a amálgama e o IRM. Torabinejad e Chivian sugeriram a utilização do MTA para selar fracturas radiculares verticais![24]

O MTA pode ser utilizado para selar a coroa de um dente que necessita de branqueamento interno. Uma espessura de 3-4 mm de MTA colocada sobre a guta-percha condensada na cavidade de acesso impede a entrada de agentes branqueadores. O MTA também é bem sucedido na formação de uma ponte de dentina mais espessa com menos defeitos e efeitos secundários. O MTA precisa de ser explorado pelos clínicos para que as suas propriedades benéficas possam ser extraídas![25]

B. BIODENTINO

O Biodentine (Fig. 2) foi desenvolvido pelo grupo de investigação da septodonts como uma nova classe de material dentário capaz de conciliar elevadas propriedades mecânicas com uma excelente biocompatibilidade, bem como um comportamento bioativo. A sua composição química baseia-se na química Ca3SiO5-água, o que traz a elevada compatibilidade dos cimentos de reparação endodôntica já conhecidos, tendo a septodont aumentado as propriedades físico-químicas que tornam o biodentine.[3]

Composição

Pó

1) Silicato tricálcico (3CaO.Siθ2),

2) Silicato dicálcico (2CaO.Siθ2),

3) Carbonato de cálcio (CaCO3),

4) Óxido de cálcio (CaO),

5) Óxido de zircónio (ZrO2)

Líquido

1) Água

2) Cloreto de cálcio (Cacl2),

3) Polímero hidrossolúvel (agente plastificante)

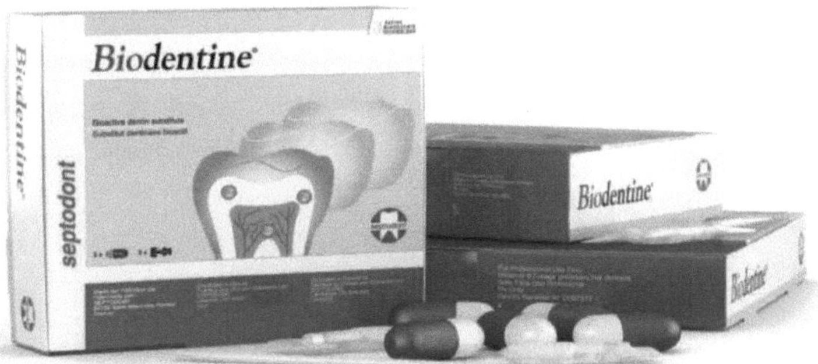

Fig 2 - Biodentina

Clinicamente, a biodentina é fácil de manusear e biocompatível não só para os procedimentos de restauração, mas também para os procedimentos endodônticos clássicos. A biodentina revela-se um dos materiais mais biocompatíveis de todos os biomateriais em medicina dentária, como demonstrado de acordo com todas as normas ISO, bem como nas diferentes colaborações pré-clínicas e clínicas.

O silicato de cálcio tem a capacidade de interagir com a água, levando à fixação e ao endurecimento do cimento. Trata-se de uma hidratação do silicato tricálcico que produz gel de silicato de cálcio hidratado e hidróxido de cálcio. O gel de silicato de cálcio hidratado e o hidróxido de cálcio tendem a precipitar-se na superfície da partícula. A formação do gel CSH (hidratação de silicato de cálcio) deve-se à hidratação permanente do silicato tricálcico, que preenche gradualmente os espaços entre os grãos tricálcicos. O tempo de ação de Ofbiodentine é de até 6 minutos, com uma presa final de cerca de 10-12 minutos. O tempo de presa de Ofbiodentine situa-se no mesmo intervalo que o da amálgama. Quando testado de acordo com a norma ISO com agulhas Gilmore, o tempo de trabalho é superior a 1 minuto e o tempo de presa é entre 9 e 12 minutos. A biodentina tem uma consistência após a mistura que permite a manipulação com uma espátula, com um suporte de amálgama ou com suportes que são utilizados para cimentos endodônticos em obturações retrógradas. A propriedade mecânica superior da biodentina é determinada pelo menor teor de água na fase de mistura. Após o endurecimento inicial do biodentine, o material continua a melhorar em termos de estrutura interna, tornando-se um material mais denso, com uma diminuição da porosidade. Verifica-se um aumento acentuado da resistência à compressão do material na primeira hora, atingindo 200 MPa às 24 horas, o que é superior aos ionómeros de vidro.[1, ^3]

A resistência à flexão da biodentina é superior à do GIC, mas muito inferior à das resinas compostas. Tem uma dureza de superfície na mesma gama da dentina natural. A biodentina contém óxido de zircónio para a radio-opacidade. Este facto torna o Biodentine adequado para indicações endodônticas de reparação de canais. O Biodentine é utilizado como substituto da dentina sob uma restauração de compósito, como material de capeamento pulpar direto e como material de reparação endodôntica. [2]

Caraterísticas únicas

1) Elevada pureza devido à composição sem monómeros.

2) Elevada biocompatibilidade e bioatividade.

3) Tempo de regulação curto de 0-12 minutos

4) Manuseamento simples dos materiais.

5) É fácil de aplicar, não requer preparação ou colagem e não descolora.

6) 6. qualidades mecânicas superiores - propriedades mecânicas comparáveis às da dentina sã.

7) Excelentes capacidades de selagem, incluindo a capacidade de criar marcas minerais nos túbulos dentinários e uma excelente resistência a microfugas, complementada pela ausência de contração devido à fórmula sem resina.

8) Excelentes propriedades antibacterianas - os iões de hidróxido de cálcio gerados pelo conjunto Biodentine resultam num elevado pH alcalino, que promove um ambiente desfavorável ao crescimento bacteriano e resulta na desinfeção dos tecidos duros e moles contíguos.

9) Menos dispendioso do que materiais comparáveis. [3,4]

Vantagens

Quando comparada com o MTA, a vantagem da Biodentina é a sua propriedade de manuseamento melhorada, que é mais adequada à utilização clínica. Também oferece qualidades mecânicas superiores às do MTA e não necessita de uma técnica de restauração em duas etapas, como acontece com o MTA. Uma vez que a presa é mais rápida do que o MTA, há menos hipóteses de contaminação bacteriana.

VIDRO BIOACTIVO

Os vidros bioactivos são caracterizados pela reatividade dos materiais em água e fluidos aquosos. A aplicação do vidro bioativo e das vitrocerâmicas tem sido amplamente documentada nas últimas duas décadas, mas o elevado módulo e a baixa resistência à fratura tornaram-nos menos aplicáveis para utilização clínica. Atualmente, é considerado o material mais biocompatível no domínio da regeneração óssea devido à sua bioatividade, osteocondutividade e mesmo osteoindutividade. O vidro bioativo está disponível a granel, em pó triturado e em fibras à escala micrónica. Quando o vidro bioativo entra em contacto com fluidos corporais, ocorre uma rápida lixiviação de Na+ e uma dissolução congruente de Ca^{+2} , P04 [3] e Si^{+4} na superfície do vidro. Forma-se uma camada rica em sílica policondensada na massa de vidro, que serve de modelo para a formação de uma camada de fosfato de cálcio na sua superfície exterior, que se transforma em hidroxiapatite. Devido a este fenómeno e à sua boa biocompatibilidade, foi introduzido na medicina dentária. Foram efectuadas muitas variações da composição original, aprovadas pela FDA e designadas por biovidro, tais como 45S5, 58S e S70C30. Os recentes avanços no fabrico de nanomateriais permitiram o acesso a materiais complexos sob a forma de nanopartículas amorfas com um tamanho de 20-60 nm. Os nanomateriais de vidro bioativo podem ser considerados como uma boa opção para o tratamento de defeitos ósseos orais e para a desinfeção dos canais radiculares. Os vidros bioactivos mostraram fortes efeitos antibacterianos para uma vasta seleção de bactérias aeróbicas. O efeito antibacteriano dos vidros aumenta com o aumento do pH e da concentração de iões alcalinos, aumentando assim a tendência de dissolução dos vidros. O vidro bioativo pode ser o material de eleição para o capeamento pulpar e a cicatrização óssea periapical, uma vez que é biocompatível e tem propriedades antibacterianas.[26 ,27]

Estudos mostram que o vidro bioativo pode induzir um período de cicatrização/recuperação durante o qual se tenta restaurar a morfologia pulpar. O vidro bioativo tem a capacidade de servir como material indutor para a formação de tecido duro e mineralização, mas foi demonstrado que a ponte microscópica calcificada formada por Ca (OH)2 não constitui um selo contínuo e pode permitir a fuga de bactérias através de numerosos defeitos. As partículas de 45S5 (NovaMin , fig. 3) foram concebidas para ocluir os túbulos dentinários e remineralizar a superfície dos dentes, eliminando assim a causa da hipersensibilidade dentinária.[4]

Em 2011, a Glaxo-Smith-Kline adquiriu a tecnologia NovaMin e lançou uma versão de venda livre de pasta de dentes bioactiva com um êxito extraordinário, denominada Sensodyne Repair and Protect, que previne a sensibilidade à dor dentária e inibe a gengivite. É um exemplo da utilização de materiais bioactivos como tratamento preventivo - a mais recente revolução nos cuidados de saúde.

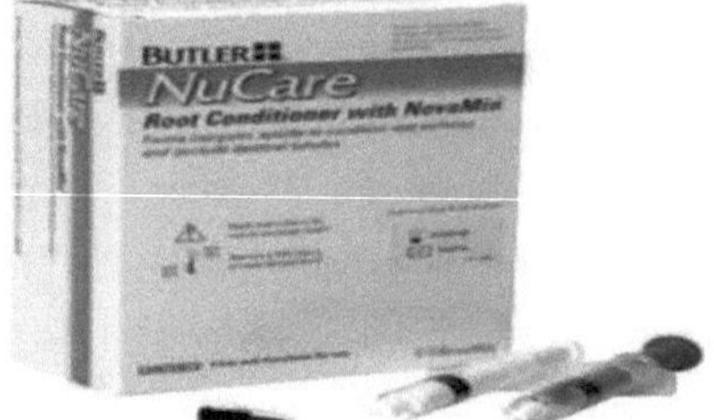

Fig-3- Novamin

BIOAGREGADO

O material de reparação de canais radiculares bioagregado é um pó biocompatível constituído por partículas de cerâmica, também disponível como material de preenchimento de reparação de canais radiculares DiaRoot (Fig. 4). A sua facilidade de manipulação e qualidade superior fazem do bioagregado o material de reparação de canais radiculares mais inovador e único.[26 ,4]

Composição - O BioAggregate (Verio Dental Co. Ltd., Vancouver, Canadá) é composto por silicato tricálcico de tamanho nanométrico, óxido de tântalo, fosfato de cálcio e dióxido de silício e apresenta um melhor desempenho em comparação com o MTA. O silicato tricálcico é a fase principal do componente, o óxido de tântalo é adicionado como radiopacificador e não contém alumínio

Reação de presa - Durante a hidratação, o silicato tricálcico produz silicato de cálcio hidratado e hidróxido de cálcio. O primeiro deposita-se em torno dos grãos de cimento, enquanto o segundo reage com o dióxido de silício para formar silicato de cálcio hidratado adicional. Isto resulta na redução do hidróxido de cálcio no cimento envelhecido. O MTA Angelus reage de forma semelhante; no entanto, como não continha aditivos, o hidróxido de cálcio ainda estava presente no cimento envelhecido

Biocompatibilidade - A bioatividade foi demonstrada pela deposição de hidroxiapatite. O óxido de tântalo, ao contrário do óxido de bismuto, era inerte e o tântalo não era lixiviado em solução.

Diferenças entre o MTA e o Bioagregado - Ao contrário do MTA Angelus, o BioAggregate não contém alumínio e contém aditivos como o fosfato de cálcio e o dióxido de silício. O MTA Angelus apresenta a presença de alumínio, enquanto o BioAggregate tem fósforo. O BioAggregate apresenta uma elevada libertação inicial de iões de cálcio, que se mantém ao longo do período de 28 dias, ao contrário do MTA Angelus, que demonstrou uma baixa libertação inicial de iões de cálcio, que aumentou à medida que o material envelhecia. A reatividade do Bioagregado foi mais lenta quando comparada com o MTA. O Bioagregado é mais biocompatível, tem melhor capacidade de selagem, maior resistência à fratura e resistência ácida do que o MTA. O Bioagregado exerce um maior potencial para induzir a diferenciação odontoblástica e a mineralização do que o MTA no capeamento pulpar. [27]

O bioagregado é indicado na reparação de perfurações radiculares, reparação de reabsorções radiculares, obturação de extremidades radiculares, apexificação e capeamento pulpar. Após a mistura, o pó hidrofílico do bioagregado promove a cementogénese e forma uma vedação hermética no interior do canal radicular. O bioagregado é mais biocompatível do que qualquer outro material de preenchimento e reparação do canal radicular. Não produz qualquer efeito na microcirculação. Tem uma excelente biocompatibilidade com o tecido perirradicular vital. O bioagregado tem capacidades de selamento invitro em comparação com o MTA, fortes propriedades antibacterianas contra E.faecalis25 e propriedades antifúngicas contra C.albicans.[27 ,11]

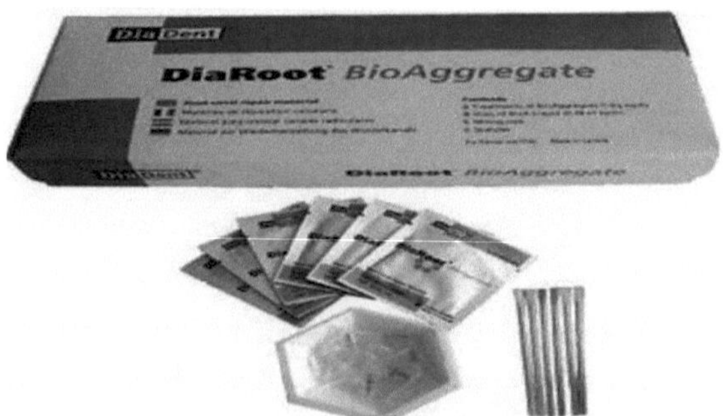

Fig 4- Bioagregado **DiaRoot**

CIMENTO DE FOSFATO DE CÁLCIO

Trata-se de um material de enxerto bioativo e biodegradável sob a forma de pó e líquido. Quando misturado, fixa-se principalmente como hidroxiapatite. Estudos in vivo e in vitro mostram que o cimento de fosfato de cálcio é um material promissor para aplicações de enxerto. O cimento de fosfato de cálcio pode ser utilizado como um material de obturação completa do canal. Goodell et al: recomendam o CPC como substituto do hidróxido de cálcio em casos de apicificação.[25 ,28]

Os cimentos de fosfato de cálcio são utilizados para preencher e cicatrizar defeitos ósseos. Os cimentos são principalmente incorporados com polímeros como o alginato, a quitina, a quitosana, a celulose, a gelatina, o colagénio e polímeros sintéticos como o polietilenoglicol (PEG), o poli (ácido lático-co-glicólico) (PLGA), a policaprolactona (PCL) e o poli (ácido L-ácido lático) (PLLA). Como um composto destes polímeros, os cimentos de fosfato de cálcio foram capazes de controlar propriedades como a injectabilidade, a porosidade, as propriedades mecânicas e a taxa de degradação. Hesaraki et al. analisaram o cimento de fosfato de cálcio com melhor injectabilidade e fluxo para utilização na uretra na doença de refluxo vesicoureteral e na cirurgia minimamente invasiva para reparação de defeitos ósseos. As pastas de β-TCP foram misturadas com ácido hialurónico ou PEG para produzir cimento de fosfato de cálcio. A viscosidade melhorada e a tixotropia do cimento de fosfato de cálcio foram investigadas e o efeito na injectabilidade foi relatado.[28 ,29]

Existem alguns problemas com os cimentos de fosfato de cálcio, tais como a diferença entre a taxa de regeneração óssea e a taxa de degradação, o limite de crescimento devido ao tamanho dos poros, a falta de resistência mecânica e a reação inflamatória dos polímeros sintéticos. Estão a ser feitos esforços contínuos para ultrapassar estes problemas.

Foram envidados muitos esforços para controlar a dimensão dos poros e melhorar a resistência mecânica, melhorar a taxa de degradação ajustando o contacto com o fluido corporal, adicionar materiais para melhorar a resistência mecânica e minimizar a resposta de corpos estranhos utilizando polímeros naturais. Também são realizados estudos para aumentar a eficácia dos cimentos através da encapsulação de fármacos e factores de crescimento. Ruhe et al. investigaram cimentos compostos de fosfato de cálcio e PLGA preparados para a libertação sustentada da proteína morfogenética óssea humana recombinante-2 (rhBMP-2). Neste estudo, o efeito de libertação da rh BMP-2 foi medido em diferentes condições de pH e nanoestrutura, sugerindo que este cimento pode ser utilizado para a regeneração óssea em locais ectópicos ou ortotópicos. Ohura et al. prepararam um cimento misto de fosfato monocálcico mono-hidratado (MCPM) e β-TCP como outro transportador eficaz de rhBMP-2. O β-TCP-MCPM transplantado com rhBMP-2 mostrou um bom efeito na regeneração óssea como transportador de rhBMP-2 com uma concentração adequadamente controlada (Fig. 5).[30]

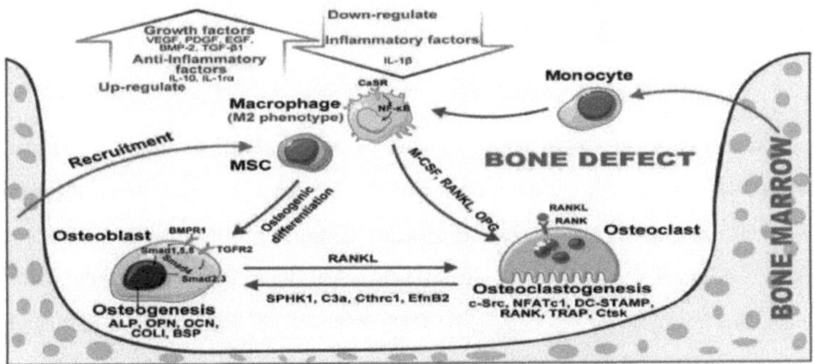

Fig 5 - Mecanismo de ação do material biocerâmico à base de fosfato de cálcio

Mecanismo de ação do material biocerâmico

Os selantes biocerâmicos utilizam a água inerente aos túbulos dentinários para a reação de presa, iniciando assim a reação de hidratação do material e reduzindo assim o tempo de presa. O tempo de presa é reduzido [3]. Pensa-se que a dentina contém cerca de 20% de água (por volume). Esta água é responsável pelo endurecimento do material. Estes selantes estão disponíveis como cimento endodôntico pré-misturado e têm a vantagem de serem mais cómodos. Os problemas associados à mistura do cimento, como a mistura insuficiente e não homogénea, podem ser evitados e também ajudam a poupar tempo. Os cimentos biocerâmicos têm a propriedade de endurecer apenas quando expostos a um ambiente húmido, como os túbulos dentinários

Após a hidratação, o gel de silicato de cálcio e o hidróxido de cálcio são produzidos pelos silicatos de cálcio presentes no pó. O hidróxido de cálcio reage com os iões de fosfato e produz a precipitação de hidroxiapatite e água. A hidroxiapatite produzida pode ser utilizada como material de reconstrução e na reparação óssea, uma vez que não é tóxica. A interação contínua do silicato de cálcio e da água leva à produção de silicato de cálcio hidratado.

As reacções de hidratação (A, B) dos silicatos de cálcio e a reação de precipitação (C) do fosfato de cálcio são

$$(A)\ 2[3CaO.SiO2] + 6H2O \longrightarrow 3CaO.2SiO2.3H2O + 3Ca(OH)2$$
$$(B)\ 2[2CaO.SiO2] + 4H2O \longrightarrow 3CaO.2SiO2.3H2O + Ca(OH)2$$
$$(C)\ 7Ca(OH)2 + 3Ca(H2PO4)2 \longrightarrow Ca10(PO4)6(OH)2 + 12H2O$$

Um fator crítico no controlo da taxa de hidratação e da reação de presa é a água através das reacções de presa. Quando comparada com a reação de presa do hidróxido de cálcio, observa-se uma semelhança que está relacionada com o seu pH. É afetada pela libertação de iões hidroxilo e pela sua concentração. A dissociação é alterada pelo veículo utilizado. O pH da dentina também se altera após a libertação de iões hidroxilo quando esta é tratada com o mesmo. Existem duas grandes vantagens associadas à utilização de materiais biocerâmicos como selantes de canais radiculares. Em primeiro lugar, a sua biocompatibilidade evita a rejeição pelos tecidos circundantes

Em segundo lugar, os materiais biocerâmicos contêm fosfato de cálcio, o que melhora as propriedades de presa das biocerâmicas e resulta numa composição química e numa estrutura cristalina semelhantes às dos materiais de apatite do dente e do osso, melhorando assim a ligação do cimento à dentina radicular. No entanto, uma das principais desvantagens destes materiais reside na dificuldade de os remover do canal radicular depois de fixados para posterior retratamento ou preparação pós-espaço. [5,22]

Não se conhece o mecanismo exato de ligação dos selantes biocerâmicos à dentina radicular; no entanto, foram sugeridos os seguintes mecanismos para os selantes à base de silicato de cálcio:

1. Difusão das partículas de selante nos túbulos dentinários (difusão tubular) para produzir ligações mecânicas de interbloqueio.

2. Infiltração do conteúdo mineral do selante na dentina intertubular, resultando no estabelecimento de uma zona de infiltração mineral produzida após a desnaturação das fibras de colagénio com um selante fortemente alcalino

3. Reação parcial do fosfato com hidrogel de silicato de cálcio e hidróxido de cálcio, produzida através da reação dos silicatos de cálcio na presença da humidade da dentina, resultando na formação de hidroxiapatite ao longo da zona de infiltração mineral. Embora estejam disponíveis no mercado vários selantes de marca à base de biocerâmica para os canais radiculares, outros são ainda experimentais, necessitando de mais testes laboratoriais e clínicos para verificar a sua eficácia.[3]

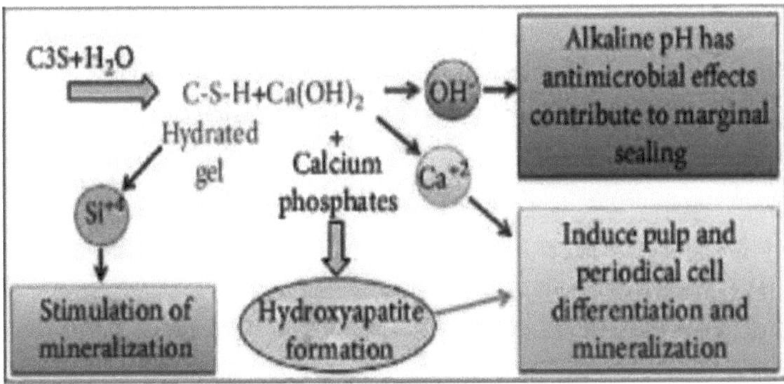

Fig-6- Mecanismo de ação do material biocerâmico

Classificação atual dos materiais biocerâmicos em endodontia

- Josette Camilleri

Nas últimas décadas, muitas mudanças foram introduzidas na endodontia. As mais importantes são a introdução de procedimentos sob ampliação e luz acentuada que permitiram uma melhor visualização, a utilização de ultra-sons e a introdução do agregado de trióxido mineral (MTA) para vários procedimentos em endodontia.

Tem havido e continua a haver muita confusão relativamente à importância da utilização do agregado de trióxido mineral na endodontia clínica e à razão pela qual este material é tão popular. O MTA é um cimento Portland radiopacificado que, por sua vez, é um material de construção que foi patenteado para utilização em medicina dentária clínica, especificamente para procedimentos de obturação de extremidades radiculares e reparação de perfurações. O principal interesse para a introdução do MTA para estes procedimentos específicos foram as propriedades hidráulicas do cimento Portland. Este material é bem investigado na indústria da construção e tem demonstrado melhorar as suas propriedades físicas na presença de água. A outra caraterística do cimento Portland que o torna importante nos procedimentos endodônticos é a sua reação de hidratação. Quando o cimento Portland é misturado com água, os seus componentes, que são o silicato tricálcico e dicálcico e o aluminato tricálcico, sofrem uma reação de hidratação, formando silicato de cálcio hidratado e hidróxido de cálcio a partir da reação do silicato e etringite e monossulfato a partir da interação do aluminato na presença de sulfato de cálcio que é adicionado ao cimento pelo fabricante. A formação do hidróxido de cálcio torna a utilização do cimento Portland multifacetada, uma vez que pode ser utilizado em todos os procedimentos em que o hidróxido de cálcio é empregue, incluindo os procedimentos de polpa vital. Por este facto, as caraterísticas mais importantes do MTA são a sua química específica e as suas propriedades de hidratação e hidráulicas. Foi sugerido que o MTA deveria ser classificado como um cimento hidráulico de silicato de cálcio, uma vez que tal tem em consideração tanto a sua química específica como as propriedades hidráulicas que o tornam único na endodontia. Desde a expiração das restrições de patente, vários materiais com uma química semelhante foram introduzidos na prática clínica. Estes materiais e a nomenclatura serão discutidos)[311]

Classificação dos cimentos hidráulicos

Os cimentos hidráulicos disponíveis na prática clínica já não são simples misturas de cimento Portland e radiopacificador de óxido de bismuto, misturados com água. Houve modificações significativas nos materiais, pelo que é necessário proceder a uma classificação. Os cimentos hidráulicos podem ser classificados em função da sua utilização. Esta classificação é apresentada no Quadro 1. É útil para os clínicos, uma vez que orienta os utilizadores do material quanto ao ambiente para o qual foi desenvolvido e à norma específica que o material cumpre.

Uma classificação mais robusta baseia-se na química do material. A formulação original do MTA baseava-se em cimento Portland radiopacificado misturado com água. Os quatro principais componentes dos sistemas de cimento hidráulico são o cimento, o radiopacificador, o veículo e os aditivos. As variações destes componentes criam os diferentes tipos de cimentos hidráulicos. Até à data, existem cinco tipos de cimentos hidráulicos de silicato de cálcio, conforme indicado no Quadro 2. Os diferentes tipos foram criados com objectivos específicos para ultrapassar as deficiências da formulação original do MTA. A principal subclassificação é a distinção entre os tipos de cimento Portland e aqueles cujo principal componente cimentício é sintético, como é o caso dos materiais à base de silicato tricálcico. O radiopacificador não é objeto de uma classificação separada, uma vez que, embora tenha impacto em determinadas caraterísticas do material, não altera substancialmente a química do cimento. As outras subdivisões baseiam-se na presença ou ausência de aditivos e no facto de os materiais serem misturados com água ou fornecidos em suspensão e interagirem com o líquido presente no ambiente para endurecer.

Esta classificação é descrita em pormenor numa publicação recente.

Tipo 1 - Inclui todos os materiais à base de cimento Portland que podem ou não ser radiopacificados, não incluem aditivos e que são misturados com água. O MTA é um material de Tipo 1, sendo o ProRoot MTA (Dentsply, Tulsa, OK, EUA) um material típico. O cimento Portland não radiopacificado, que é de qualidade médica (Medcem, Viena, Áustria), é também um cimento de Tipo 1.

Tipo 2 - As marcas têm aditivos, pelo que são classificadas como cimentos do tipo 2. Estes aditivos visam melhorar a libertação precoce do hidróxido de cálcio, como o óxido de cálcio no MTA Angelus (Angelus, Londrina, Brasil), a bioatividade, como as adições de hidroxiapatite no Bio MTA+ da Cerkamed (Cerkamed, Stalowa Wola, Polónia) ou o desempenho mecânico e o tempo de presa, como o MM-MTA (Coltene Micro-Mega, Besancon, França), que inclui carbonato de cálcio como carga e cloreto de cálcio como acelerador.

Tipo 3- A substituição da água por veículos alternativos são os cimentos de Tipo 3. Estes incluem o Endoseal (Gangwon-do, Coreia do Sul) e materiais pré-misturados semelhantes. A presa destes tipos de cimento depende da absorção de fluidos do meio envolvente. O MTA Fillapex é maioritariamente composto por resina de salicilato e o TheraCal tem uma matriz de resina hidrofílica fotopolimerizável, pelo que é discutível se estes materiais podem ser classificados como cimentos hidráulicos.

Tipo 4 (Biodentine, Septodont, Saint-Maur- des- Fosses, França; BioAggregate, BioCeramix inc., Vancouver, Canadá) e

Os materiais **do tipo 5** (TotalFill, FKG, La Chaux-de-Fonds, Suíça) são à base de silicato tricálcico.

Os materiais do tipo 4 são misturados com água, enquanto os materiais do tipo 5 são designados por materiais pré-misturados. O termo pré-misturado é uma designação incorrecta, uma vez que falta o ingrediente essencial necessário para a hidratação. Para serem pré-misturados, os materiais têm de ter todos os componentes e a presa proibida pelos bloqueadores de hidratação, o que não é o caso dos materiais de tipo 5.

O principal objetivo da introdução dos materiais à base de silicato tricálcico era a eliminação do cimento Portland. A utilização de cimentos alternativos ao cimento Portland surgiu na sequência de preocupações com a presença de alumínio e de oligoelementos como o crómio, o arsénio e o chumbo no cimento Portland. A utilização de silicato tricálcico como alternativa ao cimento Portland foi patenteada pela BioCeramix Inc (Vancouver, Canadá), onde a formulação sem alumínio do cimento hidráulico é mencionada no seu pedido de patente 7553362 em 2006.

Location	Specific use
Intra-coronal	Pulp Capping Material
	Regenerative endodontic cements
Intra-radicular	Root canal sealers
	Apical plug cements
	Perforation repair cements
Extra-radicular	Root end filling materials
	Perforation repair cements

Tabela 1- Classificação dos cimentos hidráulicos com base na sua utilização em endodontia

Type	Cement	Radiopacifier	Additives	Water
1	Portland cement	√/X	X	√
2	Portland cement	√	√	√
3	Portland cement	√	√	X
4	Tricalcium /Dicalcium silicate	√	√	√
5	Tricalcium / Dicalcium silicate	√	√	X

Tabela 2- Classificação dos cimentos hidráulicos com base na sua química

Desempenho clínico e interações entre materiais - Os materiais de proteção pulpar são colocados em contacto com a dentina e a polpa. Por sua vez, são revestidos com um material de restauração. A reatividade do material torna o desempenho clínico muito difícil. A dentina é a dentina afetada por cáries e não a dentina sã. A adesão à dentina afetada por cáries é um desafio devido à carga microbiana e à microestrutura específica da dentina. A utilização de hipoclorito de sódio para condicionar a dentina antes da aplicação dos cimentos hidráulicos melhorou a adesão do material à dentina.[6 ,22]

O hipoclorito também se destina a reduzir a carga microbiana e é recomendado pelas diretrizes do ESE. Foi demonstrado que a interação do Biodentine® com a dentina se processa através da migração de elementos na interface entre o dente e o material, resultando numa zona de infiltração mineral na dentina, na interface. Este facto tem sido contestado, uma vez que não foi demonstrada qualquer troca de cálcio e fósforo na interface, sendo a migração de silício mais evidente e a deposição de fosfato de cálcio na zona interfacial. A remoção da camada de smear layer e se esta melhora a interação do material com a dentina também não está bem estudada; no entanto, a utilização de EDTA a 17% aplicado durante 1 min resultou numa interface mais apertada.

A interação dos cimentos hidráulicos com o sangue foi investigada e, quando utilizados em procedimentos endodônticos regenerativos, verificou-se a formação de carbonato de cálcio. O outro desafio da utilização de materiais hidráulicos de silicato de cálcio a nível coronário é a restauração dentária, particularmente com os materiais à base de água. Embora tenha sido demonstrado que materiais como o Biodentine® são suficientemente fortes para serem utilizados como materiais de preenchimento temporário até 6 meses, é ideal restaurar o dente na mesma consulta. A preparação do material para a colocação de restaurações de resina composta torna os cimentos hidráulicos mais fracos, uma vez que o condicionamento ácido resulta na destruição da microestrutura do material. As resistências de ligação da resina composta aos cimentos hidráulicos demonstraram ser fracas e não duráveis. Foi demonstrado um espaço livre na interface entre o dente e o material após o condicionamento. A redução dos tempos de condicionamento resultou numa menor destruição do material, mas a resistência de união não melhorou. Não existe consenso sobre se é melhor esperar ou restaurar imediatamente. O principal problema reside nas diferentes químicas do Biodentine® hidrofílico e na hidrofobicidade dos sistemas de ligação.[23]

O desempenho clínico do Biodentine® demonstrou ser comparável ao MTA com um potencial semelhante de formação de pontes de dentina. Foram demonstradas taxas de sucesso clínico mais elevadas quando se utilizou o Biodentine® para o capeamento pulpar indireto utilizando a tomografia computorizada de feixe cónico. O uso do Biodentine® demonstrou reverter a pulpite irreversível quando usado como curativo sobre pulpotomias parciais ou totais em dentes permanentes.

MATERIAIS BIOCERÂMICOS PARA A TERAPIA DA POLPA VITAL

A polpa dentária é um tecido conjuntivo complexo e altamente especializado, envolto num invólucro mineralizado e com um suprimento sanguíneo limitado. Estes são apenas alguns dos muitos obstáculos enfrentados pelos clínicos e investigadores que procuram conceber novas estratégias terapêuticas para a regeneração da polpa. O principal objetivo do capeamento pulpar é proteger o tecido subjacente de qualquer stress externo, especialmente de bactérias. A qualidade da obturação e a sua selagem são, por isso, da maior importância![341]

Durante muitos anos, pensou-se que este selamento era o único fator determinante do sucesso do procedimento. Na década de 1990, foi relatado que os tampões de polpa direta com adesivo de resinas coladas produziam bons resultados a médio prazo. No entanto, a deterioração do material, especialmente das junções de selagem, não tinha sido adequadamente considerada. Embora os resultados fossem aceitáveis durante um período de meses, a destruição do selamento e a subsequente infiltração de bactérias levaram a respostas inflamatórias agudas vários meses após o tratamento ou a necrose pulpar de "baixo nível". Estas falhas resultaram numa mudança de paradigma nos conceitos biológicos subjacentes. O encerramento completo e biológico da ferida, com uma selagem a longo prazo, passou a ser considerado essencial. Isto foi inicialmente conseguido através da utilização de materiais com propriedades bioactivas, seguido do desenvolvimento de outros materiais com o objetivo explícito de induzir a formação de pontes de dentina.

Durante anos, o hidróxido de cálcio foi utilizado como material de capeamento, não diluído ou em combinação com resinas para facilitar a manipulação. O produto mais conhecido deste género é o Dycal® (Dentsply, De Trey). Embora a aplicação deste material diretamente na polpa resulte na formação de uma barreira mineral (normalmente designada erradamente por "ponte de dentina"), esta barreira não é uniforme nem está ligada à parede da dentina, impedindo assim a formação de um selamento duradouro. Uma vez que este material tende a dissolver-se com o tempo, após alguns meses, a situação clínica é semelhante à de quando não foi utilizado qualquer material de capeamento para o tratamento. Embora o hidróxido de cálcio tenha sido o material de capeamento pulpar de eleição durante muitos anos, este já não é o caso. Um material de capeamento deve ter uma série de caraterísticas específicas, das quais as três seguintes são cruciais Cria uma proteção imediata da polpa exposta, de modo a protegê-la nas primeiras semanas antes da formação da ponte mineralizada)[341]

- Cumpre todos os critérios de não toxicidade e de biocompatibilidade.

- Tem propriedades bioactivas que desencadeiam os princípios biológicos envolvidos na formação de uma barreira mineralizada entre a polpa a ser tratada e o próprio material.

Uma vez exposta a polpa, a camada de odontoblastos é normalmente danificada. Como estas células são as únicas células produtoras de dentina, a formação de uma barreira mineralizada requer a indução do crescimento de neo-odontoblastos, pois estes são as únicas células que podem secretar dentina. Uma vez que estas células altamente diferenciadas são pós-mitóticas (e, portanto, não renováveis por divisão celular mitótica, como é o caso dos outros tecidos), o processo de cicatrização requer a ativação de mecanismos regenerativos.[23]

Num processo reparador, as células progenitoras são recrutadas para o local da ferida por quimiotaxia ou plitotaxia. Ao entrarem em contacto com o material de cobertura, estas células diferenciam-se em células secretoras de dentina e as suas funções biológicas são activadas. Idealmente, o biomaterial deve dar origem às três respostas seguintes: quimiotaxia, estimulação da diferenciação e ativação da síntese de dentina. Os resultados obtidos até à data com os biomateriais foram muitas vezes descobertos por acaso, depois de o dispositivo dentário em questão estar disponível no mercado.

A dentina é uma forma de tecido parcialmente mineralizado cuja fase orgânica consiste numa matriz de colagénio I enriquecida com um número de proteínas da matriz não colagénicas. Estas proteínas são inicialmente segregadas pelos odontoblastos e depois fossilizadas durante o processo de mineralização. A multiplicidade de proteínas da matriz inclui um grande número de factores de crescimento, como o TGF-β, o VEGF e o ADM. Qualquer processo biológico (cariado) ou terapêutico (condicionamento) que desmineralize a dentina resulta na libertação destes factores de crescimento da matriz. Embora a maioria dos factores de crescimento seja eluída para a saliva, alguns deles conseguem difundir-se através dos túbulos dentinários e atingir a polpa dentária.[24]

Outra forma de estimular a libertação de factores de crescimento da dentina é através da utilização de biomateriais que desencadeiam uma desmineralização parcial, mas sobretudo controlada, quando entram em contacto com a dentina. As proteínas da matriz dentinária podem ser libertadas da dentina através da exposição ao hidróxido de cálcio, ao agregado de trióxido mineral ou a qualquer substância de condicionamento utilizado durante a colagem. As proteínas da matriz dentinária estimulam a quimiotaxia, a angiogénese e a diferenciação das células progenitoras em células dentinogénicas. No entanto, não existem atualmente soluções terapêuticas viáveis disponíveis para explorar as propriedades destas proteínas.

Os odontoblastos são mais conhecidos pelo seu papel na produção de dentina, tanto em termos da sua secreção como da sua mineralização durante a dentinogénese primária e secundária. Quando ocorre uma lesão cariosa, os odontoblastos dormentes e a fase "quiescente" da síntese podem ser reactivados para sintetizar dentina terciária, conhecida como dentina reacionária. Embora a secreção seja a atividade mais descrita dos odontoblastos, estas células têm dois outros papéis específicos: em primeiro lugar, na imunocompetência, em relação com os receptores toll-like (TLRs) nas suas membranas, que transformam a ligação de toxinas bacterianas num sinal celular que é comunicado ao tecido conjuntivo subjacente; e, em segundo lugar, na mecanossensação, devido à presença de cílios na superfície da membrana. Através destas duas capacidades, os odontoblastos actuam como uma barreira protetora para a polpa, afastando os agressores e produzindo um sinal inteligível adequado para as células imunitárias residentes. Os odontoblastos podem transformar a informação que recebem em informação transmissível que pode ser interpretada pelo tecido subjacente. Os odontoblastos são também particularmente sensíveis a factores de crescimento e bioestimuladores. Quando o tecido dentário é desmineralizado devido a cáries, as proteínas da matriz dentinária são libertadas e podem circular livremente nos túbulos dentinários.[32]

Capeamento pulpar e biomateriais O agregado de trióxido mineral (MTA) tornou-se gradualmente o material de eleição ao longo do tempo, à medida que a evidência científica do seu sucesso clínico aumentava. Vendido sob a forma de pó para ser misturado com água, a substância é colocada numa bandeja de vidro e aplicada diretamente na polpa utilizando um instrumento dedicado, como o Sistema de Colocação Micro-Apical (MAP)® (PDSA, Vevey, Suíça). O material não é embalado, mas sim colocado em contacto direto com a polpa e, em seguida, ligeiramente batido na parede da dentina utilizando um pedaço de papel grosso ou uma bola de algodão. Atualmente, recomenda-se que a forma como é utilizado nesta circunstância específica seja alterada e que o dente seja restaurado imediatamente com resina composta colada. Dado que o material demora mais de 4 horas a endurecer, é necessário tomar uma série de precauções, uma vez que a pulverização de água para enxaguar a cavidade, por exemplo, pode lavar o material que acabou de ser aplicado. Se o protocolo de restauração incluir a pulverização do tecido dentário com água, recomendamos que esta etapa seja concluída antes da aplicação do MTA.

A superioridade das propriedades biológicas com este material foi demonstrada por estudos in vitro e in vivo, bem como em ensaios clínicos que o compararam com o hidróxido de cálcio. As pontes de dentina formadas com este material demonstraram ter uma melhor qualidade histológica em comparação com as formadas com hidróxido de cálcio. [3]

Um dos principais inconvenientes deste material é a dificuldade de o manipular e o risco de induzir discromia do dente devido à presença de óxido de bismuto, que é normalmente adicionado ao material para melhorar a sua radiopacidade.

Vários fabricantes passaram anos a desenvolver uma série de materiais semelhantes (cimentos hidráulicos) com o objetivo de contornar esta limitação, resultando assim na substituição do óxido de bismuto por óxido de zircónio. Em 2012, foi comercializado um material hidráulico à base de silicato tricálcico (Biodentine®, Septodont, Saint-Maur-des-Fosses, França). Inicialmente desenvolvido como substituto da dentina para obturações coronais, exerceu efeitos sobre os tecidos biológicos que levaram a um alargamento das suas indicações ao capeamento pulpar. Uma das suas qualidades notáveis é a sua capacidade de iniciar a mineralização e a diferenciação celular. Estes resultados são motivo de grande otimismo quanto à sua utilização clínica a longo prazo.

Para além da sua capacidade de proteger a polpa e da sua atividade biológica (controlo da inflamação), estes materiais de capeamento também têm a capacidade de libertar proteínas da matriz dentinária após o contacto com esse material. Este facto foi demonstrado, em particular, para o hidróxido de cálcio e o MTA. Por conseguinte, estas substâncias combinam um efeito biológico direto sobre a polpa com um efeito indireto, provocando uma libertação gradual e retardada de factores de crescimento, incluindo uma série de entidades anti-inflamatórias. Por conseguinte, pode, numa determinada fase, valer a pena alargar a área de aplicação destes materiais para incluir as paredes dentinárias adjacentes, quando a preparação da cavidade tiver tornado a dentina mais fina.

O material em contacto com a dentina pode extrair proteínas da matriz, que podem deslocar-se através dos túbulos dentinários (que são bastante grandes a esta profundidade) e assim promover a cicatrização da polpa. Esta é uma aplicação onde o uso do Biodentine® pode ter um potencial real, pois pode ser usado para preencher toda uma cavidade coronária, o que não é o caso do MTA. No entanto, o comportamento mecânico do material continua a necessitar de um procedimento adicional em que é revestido com um compósito colado que torna a restauração esteticamente mais agradável e que impede a dissolução do material de substituição.[3 ,4]

Desempenho clínico e interações entre materiais - Os materiais de proteção pulpar são colocados em contacto com a dentina e a polpa. Por sua vez, são revestidos com um material de restauração. A reatividade do material torna o desempenho clínico muito difícil. A dentina é a dentina afetada por cáries e não a dentina sã. A adesão à dentina afetada por cáries é um desafio devido à carga microbiana e à microestrutura específica da dentina. A utilização de hipoclorito de sódio para condicionar a dentina antes da aplicação dos cimentos hidráulicos melhorou a adesão do material à dentina.

O hipoclorito também se destina a reduzir a carga microbiana e é recomendado pelas diretrizes do ESE. Foi demonstrado que a interação do Biodentine® com a dentina se processa através da migração de elementos na interface entre o dente e o material, resultando numa zona de infiltração mineral na dentina, na interface. Este facto tem sido contestado, uma vez que não foi demonstrada qualquer troca de cálcio e fósforo na interface, sendo a migração de silício mais evidente e a deposição de fosfato de cálcio na zona interfacial. A remoção da camada de smear layer e se esta melhora a interação do material com a dentina também não está bem estudada; no entanto, a utilização de EDTA a 17% aplicado durante 1 min resultou numa interface mais apertada.

A interação dos cimentos hidráulicos com o sangue foi investigada e, quando utilizados em procedimentos endodônticos regenerativos, verificou-se a formação de carbonato de cálcio. O outro desafio da utilização de materiais hidráulicos de silicato de cálcio a nível coronário é a restauração dentária, particularmente com os materiais à base de água. Embora tenha sido demonstrado que materiais como o Biodentine® são suficientemente fortes para serem utilizados como materiais de preenchimento temporário até 6 meses, é ideal restaurar o dente na mesma consulta. A preparação do material para a colocação de restaurações de resina composta torna os cimentos hidráulicos mais fracos, uma vez que o condicionamento ácido resulta na destruição da microestrutura do material. As resistências de ligação da resina composta aos cimentos hidráulicos demonstraram ser fracas e não duráveis. Foi demonstrado um espaço livre na interface entre o dente e o material após o condicionamento. A redução dos tempos de condicionamento resultou numa menor destruição do material, mas a resistência de união não melhorou. Não existe consenso sobre se é melhor esperar ou restaurar imediatamente. O principal problema reside nas diferentes químicas do Biodentine® hidrofílico e na hidrofobicidade dos sistemas de ligação.

O desempenho clínico do Biodentine® demonstrou ser comparável ao MTA com um potencial semelhante de formação de pontes de dentina. Foram demonstradas taxas de sucesso clínico mais elevadas quando se utilizou o Biodentine® para o capeamento pulpar indireto utilizando a tomografia computorizada de feixe cónico. O uso do Biodentine® demonstrou reverter a pulpite irreversível quando usado como curativo sobre pulpotomias parciais ou totais em dentes permanentes.[34]

Procedimento passo a passo para o capeamento da polpa

O objetivo é tapar a polpa quando esta está exposta, com um material específico. O seguinte procedimento, passo a passo, pode ser utilizado na maioria das situações clínicas (Fig. 7).

1. A anestesia do dente é efectuada em primeiro lugar, tal como para um procedimento de restauração. A utilização de um vasoconstritor é uma opção, mas as suas consequências para o resto do tratamento têm de ser consideradas (etapa de controlo da hemorragia).

2. Colocação do dique de borracha e desinfeção.

3. Remoção dos tecidos cariados e limpeza da cavidade com uma escavadora e brocas de cerâmica enquanto arrefece com água. Recomenda-se que se remova primeiro a maior parte do tecido cariado antes de expor a polpa dentária.

4. Quando a cavidade é muito profunda, a polpa fica exposta.

5. A hemorragia é controlada com uma bola de algodão húmido (utilizando água esterilizada) colocada na cavidade com uma compressão suave.

6. Remoção da bolinha de algodão e avaliação da hemorragia. Não deve ser utilizado qualquer outro produto para estancar a hemorragia (sulfato férrico, laser, etc.). De facto, a avaliação da hemorragia é a única técnica suficientemente fiável para avaliar o estado inflamatório da polpa. Se a polpa não estiver inflamada, a hemorragia provocada pela ferida pode ser estancada com uma compressão suave.

7. Se a hemorragia não puder ser controlada, a polpa exposta deve ser removida com uma broca redonda esterilizada (carboneto de tungsténio) com água abundante para efetuar uma pulpotomia parcial. A hemorragia é então avaliada como anteriormente. Nesta fase, é importante ter em mente que a avaliação da hemorragia é necessária, embora continue a ser uma ferramenta clínica pobre. É, no entanto, a única disponível até que sejam desenvolvidas novas ferramentas de diagnóstico. Outro fator limitante é a utilização de um vasoconstritor para a anestesia. Este altera o fluxo sanguíneo para a polpa, e a hemorragia pode assim ser limitada, proporcionando um bom controlo mesmo quando a polpa está

inflamada.

8. A polpa exposta pode estar inflamada, mas não está infetada. A cavidade dentinária pode ser desinfectada com uma solução de clorhexidina a 2% deixada na cavidade durante 2-3 minutos. O tratamento com laser (Er:YAG) também é uma opção. O hipoclorito de sódio não é recomendado, uma vez que altera a estrutura da dentina e pode interferir com o processo de colagem subsequente.

9. O material de capeamento é colocado diretamente em contacto com a polpa utilizando um dispositivo dedicado (MAP ONE; PDSA, Vevey, Suíça), mas não deve ser tapado.

10. A cavidade é preenchida com o mesmo material, se for adequado para o efeito, como o Biodentine®. Se a polpa for coberta com MTA, a restauração colada pode ser efectuada na mesma sessão.

11. Em seguida, é efectuada uma radiografia pós-operatória e a oclusão é verificada.

12. O acompanhamento do doente inclui uma monitorização a curto (1 mês) e a longo prazo (6-12 meses). A sensibilidade da polpa é verificada através de um teste de frio e é também recomendada uma radiografia de retorno

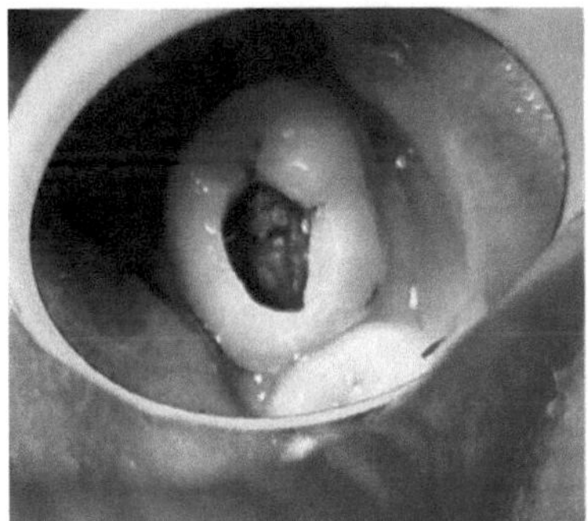

Fig 7.a Quadro clínico pré-operatório de cárie dentária profunda

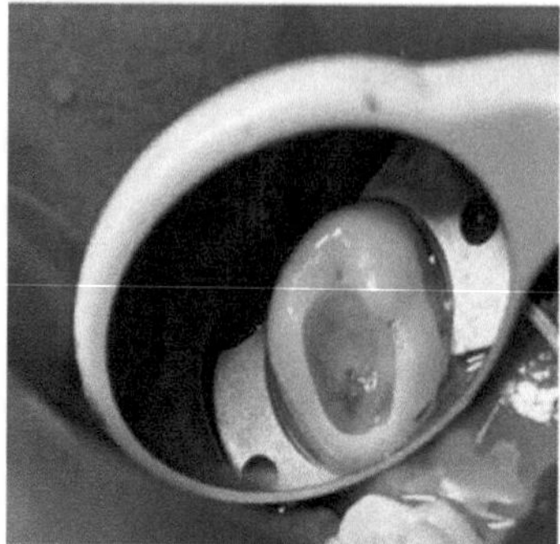

Fig. 7.b Exposição da cúspide mesiolingual após remoção completa da cárie

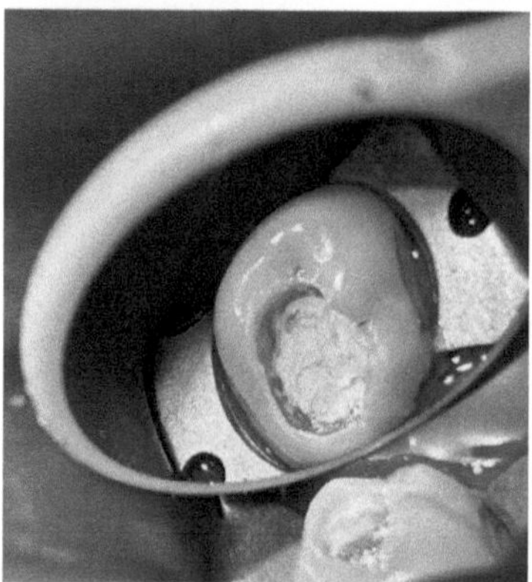

Fig 7.c Capeamento da polpa efectuado com MTA

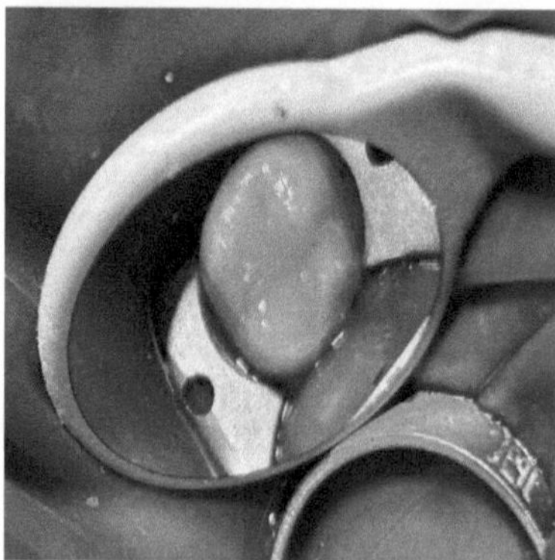

Fig 7.d restauração final efectuada com compósito

Fig-7- Etapas do capeamento direto da pasta de papel.

Câmara pulpar Pulpotomia

O procedimento clínico é semelhante. A pulpotomia com câmara pulpar está indicada quando não é possível avaliar a hemorragia do local de exposição pulpar ou em caso de dúvida quanto ao estado inflamatório da polpa. Nestes casos, é provavelmente mais seguro efetuar uma pulpotomia profunda.

Os primeiros seis passos do capeamento da pasta de papel permanecem os mesmos, tal como referido anteriormente.

1. A câmara pulpar é esvaziada de toda a polpa coronal com uma broca de carbamida utilizada com uma peça de mão de baixa velocidade com arrefecimento abundante de água.
2. A polpa é cortada com uma escavadora afiada e esterilizada na entrada do canal radicular.
3. A hemorragia é controlada através de uma ligeira pressão com uma bolinha de algodão húmida.
4. Os cotos da polpa radicular são capeados com o material de capeamento, como descrito anteriormente.
5. O resto da cavidade coronária é então preenchido com o mesmo material (Biodentine) ou com uma resina composta colada.
6. É efectuada uma radiografia pós-operatória para avaliar a qualidade do tratamento e verificar a oclusão.
7. O paciente deve regressar para um controlo a curto e longo prazo. Note-se que, no caso de uma pulpotomia da câmara pulpar, os testes de sensibilidade não são fiáveis.

História da terapia da polpa vestibular

Phillip Pfaff registou o primeiro caso de terapia da polpa vital em 1756, quando colocou um pequeno pedaço de ouro sobre uma polpa vital exposta para facilitar a cicatrização. Rebel articulou as suas opiniões na afirmação "a polpa exposta é um órgão condenado" em 1922, com base nas suas experiências com procedimentos anti-sépticos semelhantes. Ele chegou à conclusão de que, quando exposta ao ambiente oral, a recuperação da polpa vital não danificada era sempre inútil, e que ela deveria ser tratada como um órgão perdido. Apesar das palavras amplamente citadas de Rebel, percebeu-se gradualmente que a polpa dentária apresenta, por vezes, capacidades de recuperação e cura definitivas. Foram alcançados progressos significativos no campo da terapia pulpar vital, com o foco a mudar do paradigma de "órgão condenado" de uma polpa exposta para um paradigma de "restauração e recuperação previsíveis".

Objetivo principal da Terapia da Polpa Vital

O principal objetivo do capeamento da polpa é proteger o tecido subjacente do stress externo, em particular dos microrganismos. Por conseguinte, a qualidade e a selagem da obturação são extremamente importantes. Durante muito tempo, assumiu-se que esta selagem era o único indicador do sucesso do procedimento)[31]

Na década de 1990, afirmava-se que as cápsulas de pasta direta com adesivos de resina colados produziam bons resultados a médio prazo. No entanto, a degradação do material, particularmente nas juntas de selagem, não tinha sido totalmente antecipada. Embora os resultados fossem aceitáveis durante um período de meses, a perda do selamento e a subsequente penetração de bactérias resultaram em respostas inflamatórias agudas ou necrose pulpar de "baixo nível" vários meses após o tratamento. As noções biológicas subjacentes sofreram uma mudança de paradigma em resultado destas falhas. A cicatrização completa e biológica da ferida com um selamento a longo prazo passou a ser vista como crítica. Isto foi inicialmente conseguido através da utilização de materiais bioactivos, a que se seguiu a criação de outros materiais especificamente concebidos para induzir a produção de pontes de dentina.[4]

Requisitos ideais para o agente de capeamento de pasta[3]

Cohen e Combe sugeriram que um bom agente de capeamento pulpar deve manter a vitalidade da polpa, promover a produção de dentina reparadora, deve ser bacteriostático ou bactericida, e deve ser capaz de oferecer selamento bacteriano, deve aderir bem à dentina, bem como ao material restaurador, deve ser capaz de suportar as tensões exercidas pela restauração durante a duração da restauração, precisa de ser estéril e deve, idealmente, ser radiopaco.

Materiais de revestimento da pasta de papel

Foi testada uma variedade de materiais como potenciais agentes de capeamento pulpar, por exemplo, hidróxido de cálcio, agregado de trióxido mineral (MTA), óxido de zinco eugenol, fosfato tricálcico, fosfato tetracálcico, calcitonina, agentes de ligação direta, factores de crescimento, cimento de ionómero de vidro modificado por resina, IRM e aparas de dentina. No entanto, os três materiais atualmente recomendados com base na investigação clínica são o hidróxido de cálcio, o MTA (agregado de trióxido mineral) e os cimentos à base de silicato de cálcio (CSC). [33]

O hidróxido de cálcio, que foi utilizado durante muito tempo para o capeamento pulpar, é biocompatível, mas não sela a ferida e tem propriedades mecânicas inferiores. Os cimentos biocerâmicos têm uma biocompatibilidade comparável ou melhor do que o hidróxido de cálcio e são superiores em termos de capacidade de selagem e propriedades mecânicas. As biocerâmicas que têm sido utilizadas comercialmente na terapia pulpar vital são o Pro- root MTA, o Grey MTA, o White MTA, o MTA - Angelus, o Biodentine e o iRoot BP plus.

Propriedades biológicas e respostas biológicas das biocerâmicas como materiais de capeamento pulpar. Num grande ensaio clínico randomizado, Hilton *etal.* forneceram evidências confirmatórias de um desempenho superior com o MTA como agente de capeamento pulpar direto em comparação com o hidróxido de cálcio quando avaliado até 2 anos[6]. Sanz *et al.* investigaram as caraterísticas biológicas e o potencial de mineralização do novo Theracal PT, Theracal LC e do cimento à base de silicato hidráulico Biodentine in vitro. Descobriram que o Theracal PT tinha melhor citocompatibilidade in vitro e potencial de mineralização em hDPSCs do que o Theracal LC, bem como caraterísticas biológicas comparáveis às do Biodentine.[34]

O MTA foi utilizado no capeamento pulpar em dentes jovens e adultos (ápice fechado) por Bogen *et al.* Os autores descobriram que 97,96% dos pacientes tiveram resultados favoráveis com base na aparência radiográfica, queixas subjetivas e testes de frio após um período de estudo de 9 anos.

De Rossi *et al.* relataram que o Biodentine apresentou compatibilidade tecidual e permitiu a formação de pontes de tecido mineralizado após a pulpotomia em todos os espécimes com morfologia e integridade semelhantes às formadas com o uso do MTA.

Num outro estudo, Natale *et al.* verificaram que a libertação de cálcio e de iões hidroxilo do Dycal era significativamente inferior à do Biodentine e do MTA Angelus. Após pulpotomia parcial de pré-molares humanos hígidos e instalação de uma pasta biocerâmica (iRoot BP) e ProRoot MTA de cor dentária como biomateriais de revestimento pulpar, Azimi *et al.* examinaram os sinais/sintomas clínicos e as respostas histológicas da polpa em termos de inflamação e desenvolvimento de pontes mineralizadas. A resposta ao tratamento de pulpotomia parcial com MTA e iRoot BP foi positiva quando se trataram dentes com polpas saudáveis. [35]

O Biodentine apresentou uma resistência e um módulo substancialmente mais elevados do que o MTA Angelus ou o Dycal. Accorinte et al., compararam o ProRoot (Dentsply) e o MTA Angelus (Angelus) numa experiência de capeamento pulpar em dentes humanos e verificaram que os dois materiais produziram respostas semelhantes na polpa após um período de acompanhamento de 60 dias na polpa, quando utilizados para capeamento pulpar em dentes intactos e livres de cárie. Zhu *et al.* relataram que o Bio Agregado foi capaz de promover a adesão celular, migração e fixação de células da polpa dentária humana (HDPCs) mais do que o MTA usado como comparação, indicando sua excelente citocompatibilidade. Foram relatados efeitos semelhantes nas células pulpares para o iRoot BP Plus (RRM Putty) por Zhang et al. e para o Bio dentine por Tziafa et al. Estudos a curto prazo e relatórios sobre as suas propriedades biológicas e mecânicas indicam que o desempenho a longo prazo destes materiais como agentes de capeamento pulpar pode ser comparável ao do MTA.

O D-MTA (agregado de trióxido mineral de cura dupla) e o W-MTA (agregado de trióxido mineral branco) não têm efeito citotóxico nas duas linhagens celulares, segundo Laura Siqueira Pintado *et al.* O D-MTA, por outro lado, melhorou o desenvolvimento dos fibroblastos da polpa humana. Para o D-MTA e o W-MTA, a contagem de micronúcleos foi semelhante à do grupo de controlo. O D- MTA apresentou uma menor resistência à tração diametral e foi menos solúvel em água. Apesar disso, a sorção de água foi idêntica em ambos os grupos. Os autores concluíram que o D-MTA é um material de capeamento pulpar promissor. Como resultado, devem ser efectuados testes in vivo para avaliar o desempenho do material.

Formação de pontes dentárias com vários materiais biocerâmicos

Nowicka *et al.* utilizaram imagens tomográficas para avaliar a formação de pontes de dentina reparadora em dentes humanos após o capeamento pulpar direto com hidróxido de cálcio, agregado de trióxido mineral (MTA), Biodentine e Single Bond Universal. Em termos de espessura e volume, descobriram que a dentina reparadora gerada nos grupos do hidróxido de cálcio, MTA e Biodentine era significativamente superior à formada no grupo do Single Bond Universal. As pontes de dentina do grupo Biodentine tinham os volumes médios e máximos mais elevados. O grupo MTA apresentou a maior densidade média de pontes de dentina, enquanto o grupo Single Bond Universal apresentou a menor.

Muruganandhan *et al.* utilizaram técnicas de CBCT e histológicas para comparar quatro agentes de capeamento da polpa dentária. Descobriram que, no MTA (agregado de trióxido mineral) e no ERRM (material de reparação radicular de endosequência), a integridade e a qualidade do desenvolvimento da ponte dentinária são substancialmente superiores às do hidróxido de cálcio. O MTA e o ERRM apresentaram menores reacções inflamatórias na polpa do que o hidróxido de cálcio e o Biodentine. Quando comparado com os outros agentes, o MTA teve um melhor desempenho na produção de pontes dentinárias. A biocompatibilidade, as qualidades anti-inflamatórias e indutivas do ERRM são provavelmente responsáveis pelos resultados positivos. Como resultado, o ERRM poderia ser uma alternativa viável ao MTA.

Ao comparar a qualidade e a quantidade de formação de pontes de dentina da biodentina e da própolis com o agregado de trióxido mineral (MTA). Mohanty *et al* observaram que tanto o MTA quanto a biodentina apresentaram melhor qualidade e quantidade de formação de pontes de dentina. [5]

MATERIAL BIOCERÂMICO EM ENDODONTIA REGENERATIVA

A compreensão de que a revascularização, ou seja, o restabelecimento de uma rede vascular dentro do canal radicular após lesões traumáticas, é essencial para a conclusão do desenvolvimento radicular foi uma contribuição importante do campo da traumatologia dentária. Mais tarde, o termo "revascularização" também foi aplicado nos primeiros relatos de casos sobre terapias endodônticas regenerativas.[36]

Em 2001, Iwaya et al. descreveram uma abordagem de tratamento endodôntico regenerativo num pré-molar inferior com formação radicular incompleta, periodontite apical crónica e trato sinusal. Após desinfeção e medicação intracanal, o profissional detectou tecido vital no interior do canal e aplicou hidróxido de cálcio. Trinta meses após o tratamento, a formação completa da raiz era visível radiograficamente e o dente respondeu ao teste da polpa eléctrica. Um relatório clínico fundamental, que despertou um maior interesse no tratamento endodôntico regenerativo de dentes imaturos, foi publicado por Banchs e Trope em 2004.

semelhança do caso de Iwaya et al., o dente afetado era um pré-molar inferior com radiolucência e trato sinusal. O canal radicular foi irrigado com hipoclorito de sódio (NaOCl) e o curativo intracanal consistiu de uma pasta antibiótica tripla (TAP), uma mistura de ciprofloxacina, metronidazol e minociclina. Após os sinais de inflamação terem diminuído, o clínico iniciou a hemorragia no canal através da irritação mecânica dos tecidos periapicais. O coágulo de sangue resultante foi coberto com agregado de trióxido mineral (MTA) ao nível da junção cemento-esmalte.

Após 24 meses, a lesão óssea tinha cicatrizado e o alongamento e espessamento da raiz, bem como o fecho apical, eram claramente visíveis radiograficamente. A esta publicação seguiram-se numerosos relatos de casos, mais tarde séries de casos, estudos de coorte e ensaios clínicos controlados e aleatórios. Com as recentes revisões sistemáticas e meta-análises sobre os procedimentos endodônticos regenerativos, foi fornecido o mais alto nível de evidência.

Além disso, estão disponíveis recomendações fundamentadas das grandes sociedades endodônticas (European Society OfEndodontolgy /ESE e American Association of EndodontistsZAAE) sobre indicação, seleção de casos, detalhes do procedimento, irrigantes e materiais, bem como acompanhamento. O conceito de endodontia regenerativa é atualmente uma parte inerente do espetro do tratamento endodôntico.[36]

Material biocerâmico para regeneração:

Há muitos anos que é do conhecimento geral que a polpa dentária possui uma capacidade regenerativa e reparadora considerável. A utilização de agentes como o hidróxido de cálcio para promover a cicatrização após procedimentos de capeamento pulpar remonta a quase 100 anos. Assim, os relatos de "revascularização" dos anos anteriores a 2010, que mostravam a conclusão da formação da raiz após provocação de sangramento no canal, criaram a expetativa de que esse procedimento poderia resultar em nova formação de polpa e dentina tubular e, portanto, em regeneração completa do complexo dentino-pulpar. Uma vez que os dentes imaturos contêm a papila apical, um tecido conjuntivo rico em células estaminais mesenquimais, foi colocada a hipótese de que este nicho de células estaminais facilita a apexogénese e a restauração da estrutura e função fisiológicas da polpa dentária.

A presença e a concentração de células estaminais mesenquimais no canal radicular foram confirmadas logo após a análise de marcadores de células estaminais mesenquimais em soro fisiológico antes e em sangue intracanal após provocação de hemorragia no canal, juntamente com sangue retirado da veia do braço. Uma vez que as células estaminais da papila apical são capazes de se diferenciar em odontoblastos, esta hipótese pareceu razoável. Com base na análise histológica de estudos em animais e em dentes humanos, foi necessário reconhecer que a reparação, e não a regeneração, ocorre após este procedimento. Os tecidos identificados nos canais radiculares eram tecido conjuntivo, cemento ou osso, mas não apresentavam arquitetura pulpar e odontoblastos. No entanto, após a provocação de uma hemorragia no canal, o coágulo sanguíneo pode servir como um suporte e origem de cicatrização e reparação. Diferentes tipos de células migram para restabelecer a vasculatura e a inervação, e a geração de matriz extracelular e, potencialmente, a deposição de minerais levam ao desenvolvimento de tecido reparador, da mesma forma que durante a cicatrização de qualquer ferida no corpo. Dado que atualmente temos uma avaliação mais realista dos procedimentos endodônticos regenerativos, foi introduzida a terminologia alternativa de "reparação endodôntica guiada" ou "revitalização", que é o termo utilizado pela Sociedade Europeia de Endodontologia na sua respectiva declaração de posição![4] ,51

Tratamento clínico

A revitalização é indicada em dentes imaturos com necrose pulpar e, portanto, um tratamento alternativo ao tampão apical, onde cimentos hidráulicos de silicato de cálcio (HCSCs), como o agregado de trióxido mineral (MTA), são colocados em ápices abertos. Em geral, uma abordagem endodôntica regenerativa pode ser tanto mais benéfica quanto mais precoce for o estádio de desenvolvimento da raiz. De um ponto de vista técnico, ambas as modalidades requerem pacientes altamente complacentes, mas a revitalização é mais fácil de realizar em comparação com o tampão apical. No entanto, a indução de sangramento pode causar sensações, apesar da anestesia. Durante a primeira consulta, o procedimento envolve um exame clínico minucioso, isolamento do campo, acesso ao canal radicular e desinfeção suficiente.

O NaOCl é o desinfetante de eleição e deve ser utilizado numa concentração reduzida (1,53%) para satisfazer tanto a pretensão de eficácia antimicrobiana como de preservação das células estaminais e factores de crescimento locais. As lavagens com solução salina (NaCl) e ácido etilenodiaminotetracético (EDTA) a 17% reduzem a toxicidade do NaOCl para as células da região periapical. Recomenda-se a não instrumentação ou a instrumentação mínima das paredes do canal. Após a colocação de hidróxido de cálcio como penso intracanal, é colocado um selamento temporário. Na segunda consulta, 2 a 4 semanas mais tarde, os sinais e sintomas de inflamação devem ter diminuído para se poder progredir.

Após o isolamento do campo, o canal radicular é novamente acedido e lavado com EDTA para remover o medicamento e expor os factores de crescimento na superfície da dentina. No entanto, o NaOCl é evitado para reduzir os efeitos adversos no microambiente. Após um enxaguamento final com soro fisiológico e secagem, a hemorragia deve ser induzida por irritação dos tecidos periapicais e atingir abaixo da junção cemento-esmalte. Embora a utilização de uma matriz de colagénio seja opcional para facilitar a colocação de materiais adicionais, o coágulo de sangue tem de ser coberto com um cimento hidráulico de silicato de cálcio e o acesso selado com uma restauração adesiva.

Recomenda-se o acompanhamento após 6, 12, 18 e 24 meses e, depois disso, anualmente durante 5 anos. Foram registadas taxas de sucesso semelhantes após a revitalização e a obturação apical. A cicatrização óssea, o principal objetivo de acordo com a AAE, foi alcançada em mais de 90% dos casos clínicos. Em comparação com o tampão apical, a revitalização oferece o potencial de um aumento do comprimento e da espessura da raiz; no entanto, os resultados são variáveis e não previsíveis. Foram registados insucessos com sinais e sintomas recorrentes, em que a desinfeção insuficiente é provavelmente a principal causa. A presença de microrganismos residuais após a revitalização nem sempre resulta em falha clínica, mas manifesta-se na ausência de aposição mineral e, portanto, no não aparecimento de espessamento das paredes dentinárias.[34]

Limitações

Anteriormente, era considerado como uma limitação grave o facto de os procedimentos de revitalização induzirem a reparação e não a regeneração. Atualmente, o foco está na cicatrização de lesões ósseas e na ausência de sinais e sintomas de inflamação. Embora o resultado após a revitalização e a obturação apical seja semelhante, podem ser observados mais efeitos adversos, como descoloração, dor ou infeção após a revitalização. A descoloração da coroa é um risco e pode ser induzida por medicamentos intracanais, irrigantes ou cimentos utilizados durante a revitalização. Especialmente, as misturas de antibióticos contendo TAP do tipo minociclina devem ser evitadas como pensos intracanais devido ao forte potencial de descoloração. O principal objetivo continua a ser o de evitar fracturas radiculares cervicais em condições de formação incompleta da raiz. Enquanto que a aposição de minerais ao longo das paredes dentinárias pode fortalecer a raiz, a colocação de um silicato de cálcio hidráulico sobre o coágulo sanguíneo deixa uma mancha de semana na frágil área cervical. Um selamento adesivo da cavidade de acesso e potencialmente no orifício do canal radicular pode minimizar o risco de fratura.

Além disso, ainda faltam dados a longo prazo sobre a revitalização, o que levanta questões relativamente ao tratamento ortodôntico ou a um plano de tratamento alternativo para dentes com prognóstico incerto, especialmente antes de a fase de crescimento esquelético estar concluída.

A utilização de cimentos hidráulicos de silicato de cálcio para revitalização

Os cimentos hidráulicos têm propriedades específicas que não são partilhadas com outros materiais dentários e, especificamente, as propriedades de presa dos cimentos hidráulicos são melhoradas na presença de humidade. O MTA tem sido o material de eleição para a maioria dos casos de revitalização em dentes imaturos após necrose pulpar e utilizado para cobrir o coágulo sanguíneo. A sua propriedade de endurecer num ambiente húmido e a sua biocompatibilidade cientificamente comprovada, juntamente com a falta de alternativas adequadas, motivaram a sua utilização para a revitalização. O MTA é à base de cimento Portland com óxido de bismuto adicionado para aumentar a radiopacidade. Os principais componentes do MTA, nomeadamente o silicato tricálcico e o silicato dicálcico, reagem com a água adicionada e hidratam para formar silicato de cálcio hidratado e hidróxido de cálcio ($Ca(OH)2$) durante a reação de presa. A formação de hidróxido de cálcio é benéfica para as propriedades antimicrobianas do material, uma vez que a libertação de iões de cálcio tem demonstrado estar diretamente relacionada com a ação antimicrobiana. A natureza hidráulica do cimento Portland está bem documentada na indústria do betão. O cimento Portland endurece e desenvolve as suas propriedades físicas em contacto com a água e outros fluidos. Assim, o cimento Portland e o MTA são classificados como um cimento hidráulico de silicato de cálcio.

Apesar do seu sucesso clínico ao longo de muitos anos, o MTA tem vários inconvenientes. Para além do potencial de descoloração dos materiais contendo óxido de bismuto, outras desvantagens do MTA incluem um longo tempo de presa de até 3 horas, manuseamento difícil e custo elevado. Além disso, durante a revitalização, o MTA pode ser deslocado para o interior do canal durante a sua aplicação sobre o coágulo sanguíneo. A utilização de uma matriz de colagénio entre o coágulo sanguíneo e o MTA facilita a retenção do material no local desejadoW I[5]

MATERIAL BIOCERÂMICO PARA REPARAÇÃO DE PERFURAÇÕES

Na prática endodôntica, são encontrados contratempos processuais que podem afetar o prognóstico do tratamento do canal radicular. Um desses contratempos processuais é a perfuração endodôntica. De acordo com o Glossário de Termos Endodônticos da Associação Americana de Endodontia (AAE) (2020), a perfuração é uma comunicação mecânica ou patológica entre o sistema de canais radiculares e a superfície externa do dente causada por cáries, reabsorções ou factores iatrogénicos. Foi identificada como a segunda causa mais significativa de insucesso endodôntico, sendo responsável por 9,6% de todos os casos de insucesso.[25]

A perfuração de furca é um dos percalços processuais que pode causar uma resposta inflamatória no periodonto. A perfuração da furca é definida como uma perfuração na área da furca do dente. Estas perfurações na zona da furca podem ocorrer devido a várias causas, como lesão cariosa progressiva, reabsorção interna ou externa, erros de preparação das cavidades de acesso durante a preparação do espaço pós-operatório, colocação de pinos e pilares ou localização de canais calcificados. A causa mais comum de perfuração da furca é iatrogénica, devido ao uso desalinhado de brocas rotativas, à preparação do acesso endodôntico e à procura de orifícios do canal radicular.

O sucesso do tratamento da perfuração é determinado pelo facto de a perfuração poder ser reparada para evitar ou eliminar a infeção bacteriana no local perfurado. A destruição dos tecidos periodontais pode ocorrer devido à perfuração da furca, levando, em última análise, à perda do dente. O prognóstico do dente afetado depende de vários factores:

- A gravidade dos danos nos tecidos periodontais
- O tamanho e a localização da perfuração
- A contaminação bacteriana
- A citotoxicidade e a capacidade de selagem dos materiais de reparação.

As perfurações de furca podem ser tratadas cirurgicamente ou non-cirurgicamente. O principal risco dos procedimentos cirúrgicos para reparar estes defeitos é a formação de bolsas. A razão de ser do tratamento não cirúrgico da perfuração é a prevenção da inflamação peri-radicular. Isto pode ser conseguido através da selagem imediata da perfuração com um material não irritante que estabelecerá uma selagem adequada para evitar a penetração microbiana. Mesmo que seja utilizado um material não tóxico e biocompatível para reparar uma perfuração da furca, a lesão extensa pode causar danos irreversíveis ao aparelho de fixação periodontal na área da furca. No caso de uma reparação tardia e incorrecta, o prognóstico será mau. Por conseguinte, é necessário um tratamento adequado e precoce dos dentes envolvidos para manter esses dentes. [26,27]

Em perfurações grandes, a reparação completa da perfuração com um material de selagem é complexa, uma vez que permite que os irritantes penetrem continuamente na área da furca. As perfurações próximas do sulco gengival produzem uma inflamação persistente e um crescimento do epitélio sulcular para o interior do defeito. As perfurações localizadas coronalmente, incluindo as perfurações de furca, são mais graves do que as localizadas no terço médio e apical de um canal. [36]

MATERIAIS UTILIZADOS NA REPARAÇÃO DE PERFURAÇÕES

1. Hemostáticos
2. Material de barreira
3. Restaurações

1. Hemostáticos

Os defeitos de perfuração apresentam uma hemorragia maciça. Um campo seco melhora a visão ao mesmo tempo que cria um ambiente para a colocação previsível de um agente restaurador.

Exemplos de agentes hemostáticos comuns utilizados são:

1. Colagénio
2. Espuma de gelatina
3. Cera óssea
4. Sulfato férrico 10
5. Cloreto de alumínio
6. Hipoclorito de sódio (1%-3%)
7. Lasers: Os lasers de díodo têm sido utilizados recentemente para obter um efeito hemostático.

2. Materiais de barreira

Os dois principais desafios na tentativa de reparação da perfuração são a hemostase e a colocação controlada do material na área da perfuração. O material de barreira que é colocado na área da perfuração fornecerá um campo seco ou um batente traseiro para condensar os materiais de restauração contra ele.

Quando uma membrana de barreira é colocada sobre os defeitos do corpo e está estreitamente adaptada à superfície óssea circundante, pode ser criado um ambiente que impede a invasão de células não osteogénicas concorrentes dos tecidos moles sobrejacentes. Este ambiente permite que o defeito ósseo tenha tempo para cicatrizar.

Lemon RR, em 1992, introduziu o "conceito de matriz interna" para o tratamento de perfurações. Recomendou a utilização de uma matriz de hidroxiapatite para selar a perfuração. A matriz foi sugerida para utilização sob materiais de reparação para evitar a sua extrusão para o ligamento periodontal. Uma vez que o material não pode ser removido após a colocação, deve ser estéril ou passível de ser esterilizado, biocompatível, não tóxico e não deve produzir qualquer resposta inflamatória. O tampão de colagénio, o sulfato de cálcio e as esponjas de gelatina destacam-se como materiais de suporte em medicina dentária.[37]

Materiais de restauração

Os requisitos ideais dos materiais de reparação de perfurações são:

1. Deve proporcionar uma vedação adequada.
2. Deve ser biocompatível.
3. Deve ter a capacidade de produzir osteogénese e cimentogénese.
4. Deve ser bacteriostático e radiopaco.
5. Também deve ser benéfico utilizar uma matriz reabsorvível na qual um material de selagem possa ser condensado.
6. Deverá ser relativamente pouco dispendioso.
7. Deve ser não tóxico, não cariogénico e fácil de colocar.

Gerações de materiais de reparação de perfurações biocerâmicas

Biomateriais de 1ª geração: Bio-inertes

Bio-inertes, não geram qualquer/pequena resposta nos tecidos onde são utilizados. Limitavam-se a simular as caraterísticas mecânicas dos tecidos circundantes.

Biomateriais de segunda geração: Bioactivos

São osteoindutores, osteocondutores ou ambos. Procuram provocar uma ação controlada específica no meio biológico.

3ª Geração: Biodegradável

Centrou-se no processo de regeneração dos tecidos, incluindo a adesão, a proliferação e a diferenciação das células através da ativação de genes específicos.

Materiais biocerâmicos utilizados na reparação de perfurações

1. Agregado de trióxido mineral (MTA):

Mahmoud Taorabinejad introduziu o Agregado de Trióxido Mineral na Universidade de Loma Linda, Califórnia, EUA, em 1993. É formulado a partir de cimento Portland comercial. O MTA é um material à base de silicato de cálcio composto por silicato tricálcico, silicato dicálcico, aluminato tricálcico, aluminoferrite tetracálcica, sulfato de cálcio e óxido de bismuto. O MTA tem sido amplamente utilizado em reparações de perfurações, apexificação, procedimentos regenerativos, apexogénese, pulpotomias e capeamento pulpar. O MTA é considerado como um material de reparação padrão de ouro para perfurações. Vários estudos, com acompanhamento a longo prazo, demonstraram com sucesso a capacidade do MTA para reparar perfurações em tiras, laterais e furca. O MTA tem muitas propriedades favoráveis, incluindo uma boa caraterística de selamento, biocompatibilidade, bacteriostática ou bactericida, radiopacidade e capacidade de endurecimento na presença de sangue ou humidade. O MTA estimula os cementoblastos a produzir uma matriz para a formação de cemento. As desvantagens do MTA são o seu longo tempo de presa, a dificuldade de manuseamento e o potencial de descoloração. Para ultrapassar estas deficiências, foram desenvolvidos novos cimentos de restauração bioactivos à base de silicato de cálcio. [38]

2. Biodentine :

O Biodentine (Septodont, Saint Maur des Fosse's, França) é um material relativamente novo à base de silicato de cálcio, introduzido como substituto bioativo da dentina, especificamente concebido como material de "substituição da dentina" por Gilles e Oliver em 2010. É composto principalmente por silicato tricálcico altamente puro, que regula a reação de presa, carbonato de cálcio (carga), dióxido de zircónio (radiopacificador), cloreto de cálcio (acelerador de presa), agente redutor de água (superplastificante) e água. O Biodentine pode ser utilizado para o capeamento da polpa, pulpotomia, apexificação, perfuração da raiz, reabsorção interna e externa e como material de enchimento da extremidade da raiz.

As suas interações com os tecidos moles e duros levam a um melhor selamento marginal, prevenindo microinfiltrações. A aplicação de Biodentine não requer qualquer pré-condicionamento da superfície dentinária, ao contrário de outros substitutos da dentina. Como o Biodentine penetra nos túbulos dentinários formando estruturas semelhantes a etiquetas, a retenção micromecânica proporciona o selamento da restauração. Pode ser colado com vários adesivos antes da resina composta para a restauração final.

As suas propriedades são: boa capacidade de selagem, estabilidade da cor, elevada resistência à compressão e à flexão, biocompatibilidade, bioatividade, propriedades de biomineralização e facilidade de manipulação.

O tempo de endurecimento do material é tão curto quanto 9-12 minutos. O tempo de presa mais curto foi atribuído à adição de cloreto de cálcio ao líquido de mistura. A presença de um acelerador de presa no Biodentine resulta numa presa mais rápida, melhorando assim as suas propriedades de manuseamento e resistência. Uma vantagem específica do Biodentine em relação ao MTA é a sua capacidade de continuar a melhorar a resistência à compressão ao longo de um mês, [121]

3. Endosequência:

O EndoSequence é um material biocerâmico (Fig. 8). É composto por silicatos de cálcio, óxido de zircónio, óxido de tântalo, fosfato de cálcio monobásico e agentes de enchimento. Tem um tempo de trabalho de mais de 30 minutos e uma reação de presa iniciada pela humidade com uma presa final alcançada em aproximadamente 4 horas. É produzido com partículas de nanoesferas que permitem que o material entre nos túbulos dentinários e interaja com a humidade presente na dentina. Isto cria uma ligação mecânica na presa e torna o material com uma estabilidade dimensional excecional, juntamente com isto o material tem caraterísticas de biocompatibilidade superiores devido ao seu pH elevado.

O material de reparação radicular Endosequence simula o fluido tecidular, solução salina tamponada com fosfato e resulta na precipitação de cristais de apatite que se tornam maiores com o aumento do tempo de imersão, concluindo que é bioativo. Num estudo de Jeevani et al., o

Endosequence mostrou uma melhor capacidade de selamento quando comparado com o MTA e o Biodentine como materiais de reparação de furca![39]

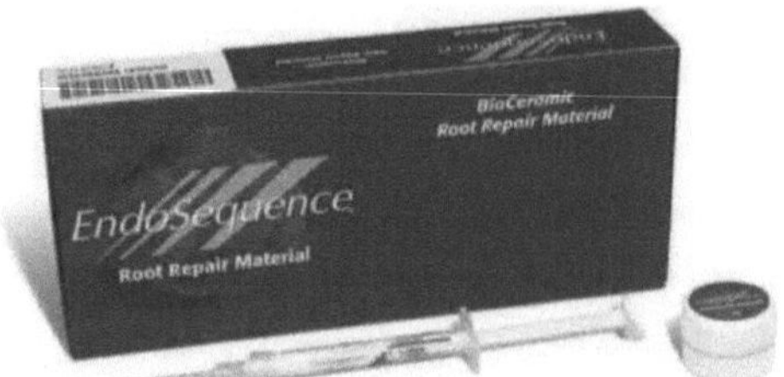

Fig-8- Endosequência - Material de reparação da raiz.

4. Bioagregado:

O bioagregado (Fig. 9) é um material biocerâmico composto por silicato tricálcico, silicato dicálcico, fosfato de cálcio monobásico, dióxido de silício amorfo e pentóxido de tântalo. Induz a formação de tecido mineralizado e a precipitação de cristais de apatite que se tornam maiores com o aumento do tempo de imersão, o que sugere que é bioativo. Tem uma biocompatibilidade e capacidade de selamento comparáveis às do MTA. Num estudo realizado por Hashem et al., concluiu-se que o MTA é mais influenciado pelo pH ácido do que o bioagregado quando utilizado como material de reparação de perfurações.[39]

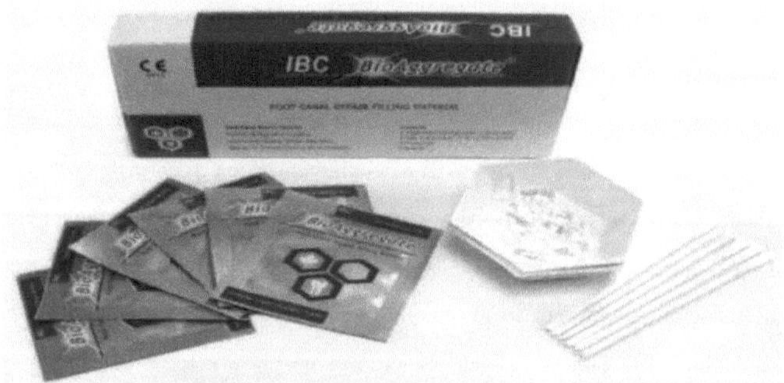

Fig-9- BioAgregado

2.3.3.5. Novo cimento endodôntico:

O "Novo cimento endodôntico (NEC)", um material bioativo constituído por diferentes compostos de cálcio, foi mais tarde denominado Mistura enriquecida com cálcio (CEM) (Fig-IO). É composto por óxido de cálcio, fosfato de cálcio, carbonato de cálcio, silicato de cálcio, sulfato de cálcio, hidróxido de cálcio e cloreto de cálcio. Tem um tempo de presa inferior a 1 hora e endurece em meio aquoso.

O cimento CEM, introduzido em 2006, demonstrou um efeito antibacteriano comparável ao do hidróxido de cálcio (CH) e melhor do que o do MTA ou do PC. Num teste de difusão em ágar do CEM, do MTA e do CH contra *Pseudomonas aeruginosa, E. faecalis, Staphylococcus aureus* e *Escherichia coU,* tanto o CEM como o CH causaram maiores zonas de inibição do crescimento das bactérias testadas do que o MTA. Os resultados favoráveis do cimento CEM e do CH em comparação com o MTA indicaram a potencialidade da utilização do cimento CEM como agente antibacteriano. Outra investigação semelhante comparou as actividades antimicrobianas do CH, do MTA cinzento (GMTA), do MTA branco (WMTA), do PC e do CEM nas mesmas espécies de microrganismos utilizadas por Asgary et al. Os diâmetros mais elevados da zona de inibição do crescimento foram observados em torno do CEM e do CH. Registou-se uma diferença significativa entre o CH e o CEM em comparação com os grupos MTA e PC

O cimento CEM é composto por diferentes compostos de cálcio. Os componentes principais do pó são CaO (51,75%), SO3 (9,53%), P2O5 (8,49%), SiO2 (6,32%) e os componentes secundários são AI2O3 > Na$_2$ O > MgO > Cl. Os componentes importantes do CEM são os óxidos e hidróxidos de metais alcalino-terrosos (por exemplo, óxido de cálcio e hidróxido de cálcio [CH]), fosfato de cálcio e silicato de cálcio. O CEM difere quimicamente do MTA e do PC, sendo o fósforo o principal componente do CEM, enquanto este elemento está próximo do limite de deteção no MTA e no PC. Em contraste com o MTA, o CEM apresenta uma composição de superfície semelhante à da dentina circundante. Uma vez que a HA é o principal componente da dentina, a semelhança entre o cimento CEM e a dentina pode ajudar a cimentogénese sobre a mesma

É composto por diferentes compostos de cálcio; produz uma maior quantidade de iões de cálcio e fosfato que, muito provavelmente, formam hidroxiapatite em concentrações mais elevadas, o que tornaria o cimento CEM preferível como material de reparação de perfurações de furca na proximidade do periodonto exposto. Asgary et al. observaram cementogénese e regeneração periodontal quando o CEM foi utilizado como material de reparação de perfurações.[40]

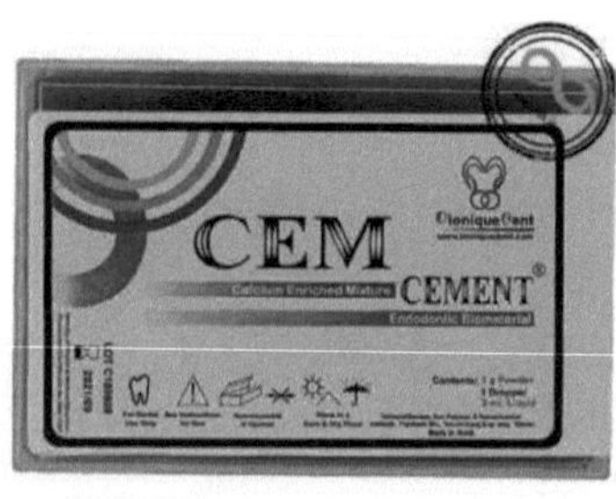

Fig-10- Mistura enriquecida com cálcio

6. Fosfato tricálcico:

O fosfato tricálcico é constituído por uma cerâmica biodegradável (Synthograft) e tem demonstrado uma aplicação muito promissora na terapia periodontal, uma vez que é compatível com os tecidos periodontais. Quando utilizado como material de reparação de perfurações, o fosfato tricálcico mostrou evidências de cicatrização pela presença de camadas de epitélio, colagénio e osso, com poucas células inflamatórias no local da perfuração34 , mas o grau de inflamação que causou foi superior ao da amálgama e da hidroxiapatite e inferior ao do hidróxido de cálcio.[35]

7. Hidroxiapatite:

Pode ser utilizado como matriz interna e como material de reparação direta de perfurações. Quando utilizado como material de reparação de perfuração de furca, demonstrou reconstruir a perda óssea da furca devido a perfuração iatrogénica da raiz. Quando utilizado como matriz interna para evitar a extrusão de materiais como a amálgama ou o ionómero de vidro, actua como uma matriz estável que suporta o material de reparação que vai ser colocado posteriormente.

8. Bio-C- reparação:

Introduzido por Angelus. É composto por silicatos de cálcio, aluminato de cálcio, óxido de cálcio, óxido de zircónio, óxido de ferro, dióxido de silício e agente dispersante. O seu tempo de presa é inferior a 120 minutos. A sua utilização como material de reparação de perfurações foi recentemente investigada e foram observados resultados eficazes após um ano de seguimento.

Apresentou maiores taxas de viabilidade, adesão e migração celular. O Bio-C Repair (Angelus, Londrina, Brasil) (Fig. 11), um novo material biocerâmico pronto para uso, foi introduzido na endodontia em uma seringa rosqueada, que oferece melhorias no manuseio e na inserção, colaborando com a prática e economizando tempo. Este material possui propriedades de citotoxicidade, biocompatibilidade e biomineralização semelhantes ao MTA-HP e ao MTA branco. Nas células estaminais do ligamento periodontal, o Bio-C Repair e o Bio-C Sealer tinham pHs semelhantes, mas o Bio-C Repair apresentou maior viabilidade e adesão celular, indicando a sua bioatividade. Este cimento mostrou uma excelente citoeompatibilidade, semelhante à do Biodentine e do ProRoot MTA quando utilizado com uma técnica química e morfologia ultra-estrutural em células da polpa dentária humana.[41]

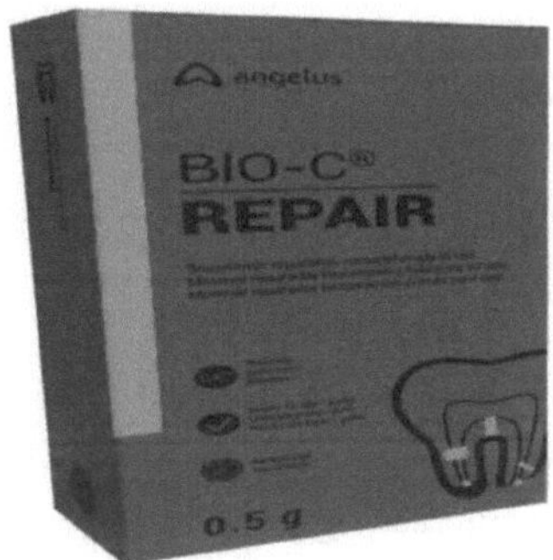

Fig 11-Bio-C-REPAIR

MATERIAL BIOCERÂMICO PARA SELANTES DE CANAIS RADICULARES

As principais funções dos selantes dos canais radiculares são: (i) selar espaços vazios, canais acessórios patentes e forames múltiplos; (ii) formar uma ligação entre o núcleo do material de obturação e a parede do canal radicular; e (iii) atuar como lubrificante, facilitando a colocação do núcleo de obturação e sepultando quaisquer bactérias remanescentes.[1] Devido à relativa importância biológica e técnica dos selantes, as suas propriedades químicas e físicas têm sido objeto de considerável atenção desde o seu desenvolvimento inicial no princípio do século XX.[2] Os selantes são classificados de acordo com os seus principais constituintes químicos: óxido de zinco eugenol, hidróxido de cálcio, ionómero de vidro, silicone, resina e selantes à base de biocerâmica.

Os selantes dos canais radiculares foram analisados em vários estudos, quer coletivamente quer com base na sua composição, incluindo óxido de zinco eugenol, hidróxido de cálcio, ionómero de vidro e selantes à base de resina. No entanto, não foi efectuada uma revisão extensa dos selantes à base de biocerâmica.

Existem duas grandes vantagens associadas à utilização de materiais biocerâmicos como selantes de canais radiculares. Em primeiro lugar, a sua biocompatibilidade evita a rejeição pelos tecidos circundantes.[9] Em segundo lugar, os materiais biocerâmicos contêm fosfato de cálcio, o que melhora as propriedades de presa das biocerâmicas e resulta numa composição química e estrutura cristalina semelhantes às dos materiais de apatite do dente e do osso[18] , melhorando assim a ligação do cimento à dentina radicular. No entanto, uma das principais desvantagens destes materiais reside na dificuldade de os remover do canal radicular depois de fixados para posterior retratamento ou preparação pós-espaço.[19]

O mecanismo exato de ligação dos selantes biocerâmicos à dentina radicular é desconhecido; no entanto, foram sugeridos os seguintes mecanismos para os selantes à base de silicato de cálcio:

(1) Difusão das partículas de selante nos túbulos dentinários (difusão tubular) para produzir ligações mecânicas de interbloqueio.

(2) Infiltração do conteúdo mineral do selante na dentina intertubular, resultando no

estabelecimento de uma zona de infiltração mineral produzida após a desnaturação das fibras de colagénio com um selante fortemente alcalino.

(3) Reação parcial do fosfato com o hidrogel de silicato de cálcio e o hidróxido de cálcio, produzido através da reação dos silicatos de cálcio na presença da humidade da dentina, resultando na formação de hidroxiapatite ao longo da zona de infiltração mineral.

Embora estejam disponíveis no mercado vários selantes de marca à base de biocerâmica para os canais radiculares, outros são ainda experimentais, necessitando de mais testes laboratoriais e clínicos para determinar a sua eficácia. Vários selantes de canais radiculares à base de biocerâmica disponíveis no mercado, classificados de acordo com os seus constituintes principais. [42] As propriedades biológicas e físicas dos cimentos biocerâmicos para os canais radiculares foram analisadas com base nas propriedades ideais dos cimentos para os canais radiculares descritas por Grossman, conforme a lista que se segue:

(1) Deve ser pegajoso quando misturado para proporcionar uma boa aderência entre ele e a parede do canal quando assente.

(2) Deve fazer uma vedação hermética.

(3) Deve ser radiopaca para que possa ser visualizada na radiografia.

(4) As partículas de pó devem ser muito finas para que se possam misturar facilmente com o líquido.

(5) Não deve encolher após a colocação.

(6) Não deve descolorir a estrutura dentária.

(7) Deve ser bacteriostático ou, pelo menos, não favorecer o crescimento bacteriano.

(8) Deve endurecer lentamente.

(9) Deve ser insolúvel nos fluidos dos tecidos.

(10) Deve ser bem tolerado pelo tecido periapical.

(11) Deve ser solúvel em solventes comuns se for necessário remover a obturação do canal radicular.

PROPRIEDADES IDEAIS DO CIMENTO PARA CANAL RADICULAR

1. Biocompatibilidade:

A biocompatibilidade é um requisito essencial de qualquer cimento de canal radicular, uma vez que o material de obturação radicular constitui um verdadeiro implante que entra em contacto direto com o tecido vital nos forames apical e lateral da raiz ou indiretamente através da restauração da superfície [2]. A biocompatibilidade é definida como a capacidade de um material obter uma resposta adequada e vantajosa do hospedeiro em aplicações específicas. Por outras palavras, diz-se que um material é biocompatível quando o material que entra em contacto com o tecido não desencadeia uma reação adversa, como toxicidade, irritação, inflamação, alergia ou carcinogenicidade. A maioria dos estudos avalia a biocompatibilidade através de investigações de citotoxicidade, em referência ao efeito do material na sobrevivência das células.

Os obturadores de canais radiculares à base de biocerâmica foram subsequentemente considerados biocompatíveis. Esta biocompatibilidade é atribuída à presença de fosfato de cálcio no próprio cimento. O fosfato de cálcio é também o principal componente inorgânico dos tecidos duros (dentes e osso). Consequentemente, a literatura refere que muitos cimentos biocerâmicos têm o potencial de promover a regeneração óssea quando extrudidos involuntariamente através do forame apical durante a obturação do canal radicular ou a reparação de perfurações radiculares. [25]

2. Tempo de configuração:

O tempo ideal de presa do cimento para canal radicular deve permitir um tempo de trabalho adequado. No entanto, um tempo de presa lento pode resultar em irritação dos tecidos, sendo que a maioria dos cimentos obturadores dos canais radiculares produz algum grau de toxicidade até estarem completamente endurecidos. De acordo com os fabricantes do EndoSequence BC Sealer ou do iRoot SP, a reação de presa é catalisada pela presença de humidade nos túbulos dentinários. Embora o tempo de presa normal seja de quatro horas, em pacientes com canais particularmente secos, o tempo de presa pode ser consideravelmente mais longo. A quantidade de humidade presente nos túbulos dentinários das paredes do canal pode ser afetada pela absorção com pontas de papel, pela presença de tampões de esfregaço ou pela esclerose tubular.

Loushine et al. referiram que o EndoSequence BC Sealer necessita de, pelo menos, 168 horas antes de estar completamente endurecido sob diferentes condições de humidade, conforme avaliado utilizando o método da agulha de Gilmore. Zhou et al., por outro lado, registaram um tempo de presa de 2,7 horas. A reação de presa doEndoSequence BC Sealer é uma reação de duas fases. Na fase I, o fosfato de cálcio monobásico reage com o hidróxido de cálcio na presença de água para produzir água e hidroxiapatite. Na fase II, a água proveniente da humidade da dentina, bem como a produzida pela reação da fase I, contribui para a hidratação das partículas de silicato de cálcio, desencadeando uma fase de silicato de cálcio hidratado.

O fabricante do MTA-Fillapex afirma que o seu produto endurece num mínimo de duas horas e este tempo de endurecimento foi confirmado em, pelo menos, dois estudos)[43] [441] No entanto, foram registados tempos de endurecimento ainda mais curtos para o MTA-Fillapex (66 min). A reação de presa do material MTA é complicada e foi discutida por Darvell e Wu)[45] No entanto, a reação de presa dos selantes à base de MTA não foi descrita na literatura.

3. Fluxo

O fluxo é uma propriedade essencial que permite que o cimento preencha áreas de difícil acesso, tais como as irregularidades estreitas da dentina, o istmo, os canais acessórios e os espaços vazios entre o cone principal e os cones acessórios. De acordo com a norma ISO 6786/200, um cimento para canal radicular deve ter um caudal não inferior a 20 mm. Os factores que influenciam a taxa de fluxo do cimento incluem o tamanho das partículas, a temperatura, a taxa de cisalhamento e o tempo de mistura.[4] O diâmetro interno dos tubos e a taxa de inserção são considerados ao avaliar a taxa de fluxo através do método do Reómetro. A taxa de fluxo para o EndoSequence BC Sealer foi relatada como sendo de 23,1 mm e 26,96 mm. Do mesmo modo, a taxa de fluxo do MTA-Fillapex foi indicada como sendo de 22 mm, 24,9 mm e 29,04 mm. Embora a maioria dos fabricantes de cimento radicular à base de biocerâmica afirme que o caudal dos seus cimentos cumpre os requisitos ISO.

4. Capacidade de retirada:

Os materiais de obturação radicular proporcionam uma barreira mecânica para o isolamento do tecido necrótico ou das bactérias responsáveis pela persistência da inflamação periapical ou da dor pós-operatória. Wilcox et al. observam que a maior parte do material remanescente durante o retratamento é o selante. Portanto, a remoção completa do cimento é essencial durante o retratamento endodôntico para estabelecer tecidos periapicais saudáveis. O EndoSequence BC Sealer é difícil de remover do canal radicular utilizando técnicas de retratamento convencionais, incluindo calor, clorofórmio, instrumentos rotativos e limas manuais. Foram registados vários casos em que a obstrução do forame apical resultou numa perda de patência. Em contrapartida, Ersev et al. referiram que a capacidade de remoção doEndoSequence BC Sealer do canal radicular é comparável à do AH Plus. O Sankin apatite root canal sealer é facilmente removido durante o retratamento com e sem a utilização de solventes. A capacidade de retratamento com MTA-Fillapex é comparável à do AH Plus em termos de material remanescente no canal, remoção de dentina e tempo necessário para atingir o comprimento de trabalho.

5. Solubilidade:

A solubilidade é a perda de massa de um material durante um período de imersão em água. De acordo com a especificação 57 da ANSI/ADA, a solubilidade de um cimento para canal radicular não deve exceder 3% em massa. Um selante de canal radicular altamente solúvel permitiria invariavelmente a formação de lacunas dentro e entre o material e a dentina radicular, proporcionando assim vias de fuga da cavidade oral e dos tecidos periapicais.

Tanto o iRoot SP como o MTA-Fillapex são altamente solúveis, 20,64% e 14,89%, respetivamente, o que não cumpre os requisitos da ANSI/ADA. Esta elevada solubilidade é o resultado da presença de partículas nanométricas hidrofílicas em ambos os selantes, o que aumenta a sua área de superfície e permite que mais moléculas de líquido entrem em contacto com o selante. No entanto, a literatura contém relatos contraditórios, com Viapiana et al. a considerarem o MTA-Fillapex altamente solúvel e Vitti et al. a relatarem a solubilidade do MTA-Fillapex como sendo <3%, consistente com a norma ISO 6876/2001. Do mesmo modo, a solubilidade doEndoSequence BC é referida como sendo consistente com a norma ISO 6876/2001. Esta discrepância entre os resultados destes estudos pode ser atribuída a variações nos métodos utilizados para secar as amostras depois de as submeter a testes de solubilidade. A baixa solubilidade do MTA-Angelus, consistente com os requisitos da ANSEADA, é o resultado de uma matriz insolúvel de sílica cristalina presente no selante que mantém a sua integridade mesmo na presença de água. [46]

6. Descoloração da estrutura dentária:

Por razões de aparência estética, um cimento para canal radicular não deve manchar o dente. Os efeitos cromogénicos dos cimentos radiculares aumentam quando o excesso de cimento não é removido da dentina coronal da câmara pulpar. Partovi et al. observam que o Sankin apatite III resulta na menor descoloração nove meses após a aplicação, em comparação com os cimentos

AH26, Endofill, Tubli-Seal e óxido de zinco com eugenol. O maior grau de descoloração foi observado após o tratamento do terço cervical da coroa. Verificou-se que o MTA-Fillapex causou a menor descoloração da coroa, ao ponto de não ser clinicamente percetível.

7. Radiopacidade:

Os selantes do canal radicular devem ser suficientemente radiopacos para serem distinguidos das estruturas anatómicas adjacentes. Isto permite que a qualidade da obturação radicular seja avaliada através de um exame radiográfico. De acordo com a norma ISO 6876/2001, a radiopacidade mínima de um cimento para canal radicular baseia-se num padrão de referência de 3,00 mm de alumínio. Candeiro et al. relataram que a radiopacidade do EndoSequence BC Sealer foi de 3,83 mm. O Endo CPM Sealer foi considerado como tendo uma radiopacidade de 6 mm devido à presença de trióxido de bismuto e sulfato de bário. Do mesmo modo, a presença de trióxido de bismuto no MTA-Fillapex confere-lhe uma radiopacidade de 7 mm.

8. Propriedades antimicrobianas:

A atividade antimicrobiana de um cimento de canal radicular aumenta a taxa de sucesso dos tratamentos endodônticos, eliminando infecções intrarradiculares residuais que possam ter sobrevivido ao tratamento do canal radicular ou que tenham invadido o canal mais tarde através de microinfiltração. De acordo com a literatura, as principais propriedades antimicrobianas dos cimentos para canais radiculares residem na sua alcalinidade e na libertação de iões de cálcio, que estimulam a reparação através da deposição de tecido mineralizado.

São normalmente utilizados dois métodos para avaliar a atividade antibacteriana dos selantes de canais radiculares à base de biocerâmica: o teste de difusão em ágar e o teste de contacto direto. O EndoSequence BC Sealer demonstrou ter um pH elevado (>11), bem como uma elevada tendência para libertar iões de cálcio. Zhang et al. testaram a atividade antibacteriana do selante iRoot SP in vitro contra Enterococcus faecalis através de um teste de contacto direto modificado, descobrindo que o selante iRoot SP tinha um valor de pH elevado (11,5) mesmo após a presa, mas que o seu efeito antibacteriano diminuía muito após sete dias. Os investigadores sugeriram dois mecanismos adicionais associados à eficácia antibacteriana do iRoot SP: a hidrofilicidade e a difusão ativa do hidróxido de cálcio. A hidrofilicidade reduz o ângulo de contacto do cimento e facilita a penetração do cimento nas áreas finas do sistema de canais radiculares para aumentar a eficácia antibacteriana do iRoot SP in vivo. [23]

Morgental et al. avaliaram a atividade antibacteriana do MTA-Fillapex e do Endo CPM contra
Enterococcus faecalis utilizando um teste de difusão em ágar após a mistura e um teste de contacto
direto após a presa. O pH da suspensão de Endo CPM era superior ao do MTA-Fillapex (>11);
no entanto, a zona de inibição bacteriana produzida pelo MTA-Fillapex era superior à produzida
pelo Endo CPM. Os investigadores atribuíram a atividade antibacteriana do MTA-Fillapex à
presença de resina como ingrediente principal. No entanto, nenhum dos selantes foi capaz de
manter a sua atividade antibacteriana após a presa, apesar dos seus níveis iniciais de pH elevados.
[46]

O Enterococcus faecalis é o micróbio intrarradicular mais comum isolado da periodontite
periapical e, por isso, é habitualmente utilizado para testar a atividade antibacteriana dos selantes
dos canais radiculares. Outros microrganismos, tais como Micrococcus Iuteus, Staphylococcus
aureus, Escherichia coli, Pseudomonas aeruginosa, Candida albicans e Streptococcus mutans,
também foram utilizados para testar os efeitos antibacterianos dos cimentos à base de
biocerâmica. O Endo CPM recentemente misturado apresenta atividade antibacteriana contra
Staphylococcus aureus e Streptococcus mutans, sem redução significativa da zona de inibição
após a presa. No entanto, o efeito antibacteriano é menor do que o do AH-26. O MTA-Angelus
tem um efeito antibacteriano contra Micrococcus Iuteus, Staphylococcus aureus, Escherichia coli,
Pseudomonas aeruginosa e Candida albicans.

9. Adesão:

A adesão do cimento do canal radicular é definida como a sua capacidade de aderir à dentina do
canal radicular e de promover a adesão dos cones de GP entre si e à dentina. Tagger et al.
argumentaram que o termo adesão deveria ser substituído por ligação no caso dos cimentos do
canal radicular, porque a ligação entre as substâncias envolve forças mecânicas de interação e não
atração molecular. Não existe um método padrão utilizado para medir a adesão de um cimento à
dentina radicular; por conseguinte, o potencial de adesão do material de obturação radicular é
normalmente testado utilizando testes de microinfiltração e de resistência de união.

A capacidade de selamento de um cimento está relacionada com a sua solubilidade e com a sua
ligação à dentina e aos cones de obturação do canal radicular. Vários estudos avaliaram a
capacidade de selamento de diferentes cimentos biocerâmicos in vitro. Independentemente das

diferentes metodologias utilizadas, a capacidade de selamento dos cimentos à base de biocerâmica foi considerada satisfatória e comparável à de outros cimentos disponíveis no mercado.

A força de ligação é a força por unidade de área necessária para descolar o material adesivo da dentina. Apesar de não ter sido identificada nenhuma correlação entre a fuga e a força de ligação, o teste de força de ligação tem recebido uma atenção significativa devido ao desenvolvimento do conceito de "monobloco", no qual um cimento se liga tanto ao material do núcleo como à parede dentinária para criar uma unidade singular que melhora a vedação e fortalece o dente obturado contra a fratura. Uma ligação forte entre o cimento do canal radicular e a dentina da raiz é essencial para manter a integridade da interface cimento-dentina durante a preparação dos espaços posteriores e durante a flexão do dente. Os cimentos à base de biocerâmica têm a capacidade de criar ligações entre a dentina e os materiais de preenchimento do núcleo. A ligação do iRoot SP à dentina radicular é comparável à do AH Plus e mais forte do que os selantes Sealapex ou EndoREZ. Shokouhinejad et al. avaliaram a resistência de união do EndoSequence BC Sealer em comparação com o AH Plus na presença e na ausência de uma camada de smear layer, concluindo que a resistência à deslocação do EndoSequence BC Sealer era igual à do AH Plus e sem efeito significativo na camada de smear layer. Nagas et al. estudaram a resistência de união de vários cimentos sob várias condições de humidade presentes no canal radicular, concluindo que a resistência de união de um cimento é maior em canais húmidos e molhados, sendo que a presença de humidade residual afecta positivamente a adesão dos cimentos do canal radicular à dentina radicular. Em comparação com o AH Plus, Epiphany e MTA-Fillapex, o iRoot SP apresentou a maior resistência ao deslocamento da dentina radicular. Além disso, a colocação prévia de hidróxido de cálcio intracanal melhorou a ligação do iRoot SP à dentina radicular; no entanto, a ligação foi inferior à do AH Plus e comparável à do MTA-Fillapex na ausência de hidróxido de cálcio. Esta melhoria na adesão é explicada através da interação química entre o hidróxido de cálcio e o cimento iRoot SP, aumentando a resistência à fricção e/ou a retenção micromecânica do cimento. O Endo CPM tem uma força de adesão significativamente mais elevada em comparação com o MTA-Fillapex ou o AH Plus. [1~11]

O teste da resistência de união no terço coronal do canal radicular não mostra diferenças significativas entre o MTA-Fillapex, o iRoot SP e o AH Plus. No entanto, nos terços médio e apical, o iRoot SP e o AH Plus apresentam resistências de união equivalentes e superiores ao MTA-Fillapex. Huffman et al. testaram a resistência à deslocação do ProRoot Endo Sealer, AH

Plus Jet e Pulp Canal Sealer da dentina radicular com e sem imersão num fluido corporal simulado (SBF). Os investigadores concluíram que o ProRoot Endo Sealer possui maior resistência de união do que os outros dois selantes, especialmente após a imersão em SBF. De acordo com Huffman et al., a maior adesão do ProRoot Endo Sealer deve-se à presença de fosfato de cálcio amorfo esférico e de fases semelhantes à apatite que aumentam a resistência à fricção. Não se registou qualquer efeito negativo do cimento iRoot SP na resistência de união push-out dos pilares de fibra cimentados com cimento resinoso autoadesivo. Comparado com o Activ GP sealer (selante à base de ionómero de vidro, Brasseler USA, Savanah, GA), o iRoot SP aumentou a resistência à fratura de raízes tratadas endodonticamente in vitro, um potencial indicador da elevada força de ligação do selante.

Uma nova categoria de selantes de canais radiculares baseados em agregado de trióxido mineral (MTA) foi recentemente disponibilizada comercialmente. Estes cimentos são um resultado da popularidade dos materiais MTA, que são baseados em silicato tricálcico, um pó hidráulico (que molha a água) utilizado para vários tratamentos cirúrgicos e de terapia pulpar vital. Este tipo de selante de canais radiculares é atrativo devido à bioatividade que tem sido relatada para os materiais do tipo MTA, que também são conhecidos por serem hidrofílicos.

Os selantes de silicato de cálcio incluem alguns dos mesmos compostos hidráulicos encontrados no cimento Portland, principalmente o silicato tricálcico e o pó de silicato dicálcico. A primeira utilização de materiais hidráulicos de silicato de cálcio em medicina dentária data de 1878, quando um alemão, o Dr. Witte, publicou um relatório de caso sobre a utilização de cimento Portland para preencher canais radiculares. Os materiais à base de silicato tricálcico não entraram na prática comum até à década de 1990, quando foi introduzido o Agregado de Trióxido Mineral (MTA). O MTA é um pó hidraulicamente ativo que contém principalmente silicato tricálcico, silicato dicálcico e um pó radiopaco, frequentemente óxido de bismuto. Devido à coloração da dentina da coroa pelo componente de óxido de bismuto, que pode tornar-se castanho (em NaOCl), cinzento (em clorexidina) ou mesmo preto (em glutaraldeído), o radiopacificador foi agora substituído por outros materiais, como o dióxido de zircónio (zircónia) ou o óxido de tântalo em algumas formulações comerciais. O agente radiopaco, óxido de bismuto, zircónio ou óxido de tântalo, é importante, sem o qual o MTA não seria distinguível numa radiografia. Estão frequentemente presentes fases menores de aluminato tricálcico e sulfato de cálcio. Alguns produtos do tipo MTA contêm carbonato de cálcio, Ortetracalcium aluminoferrite. O termo MTA é aqui utilizado para designar todos os produtos de silicato tricálcico e dicálcico. Os cimentos/selantes de silicato tricálcico endurecem por reação com água e formam uma mistura altamente alcalina (pH de cerca de 12) constituída por uma matriz rígida de hidratos de silicato de cálcio e hidróxido de cálcio. Estes hidratos formam-se na superfície das partículas originais de silicato de cálcio e a hidratação penetra gradualmente no interior. Quando o cimento de silicato tricálcico endurece, a alteração dimensional é inferior a 0,1% de expansão, o que ajuda a criar uma barreira e é especialmente importante para a endodontia.

O tempo de presa dos cimentos de silicato tricálcico é longo, cerca de 165 minutos para a presa inicial e menos de 6 horas para a presa final, o que tem sido uma grande desvantagem para a sua utilização em algumas indicações, mas não para a sua utilização como selante. A consistência dos produtos de MTA com água não tem sido adequada para utilização como selante. Além disso, a aspereza dos primeiros produtos de MTA, destinados a utilização cirúrgica, significou que não eram adequados para utilização como selante, uma vez que a sua espessura de película era demasiado elevada (>50 μm). [48]

Atualmente, estão disponíveis comercialmente quatro selantes de silicato tricálcico: MTA Fillapex (Ángelus Indústria de Produtos Odontológicos Ltda; Londrina, Paraná, Brasil), iRoot SP (Innovative BioCeramix Inc., Vancouver, Canadá; também conhecido como selador Endosequence BC; Brasseler USA), Endo CPM Sealer (EGEO SRL, Buenos Aires, Argentina) e MTA Plus (Avalon Biomed, Bradenton, Flórida). O MTA Plus pode ser utilizado como cimento ou selante, ajustando a proporção de pó: líquido. Outros selantes experimentais de tricalciumsilicato incluem o Generex B (também conhecido como ProRoot Endo Sealer), o MTAS e o MTA Flow. O iRoot SP é pré-misturado e o MTA Fillapex tem duas pastas que são combinadas numa ponta de mistura. O Endo CPM Sealer e o MTA Plus sealer são sistemas de pó/gel que o utilizador pode misturar até obter a consistência desejada. As descrições dos materiais disponíveis são vagas; por exemplo, o MTA Fillapex tem "resinas naturais ou diluentes", com "agentes de enchimento e espessantes". No entanto, o que se crê ser comum é o facto de o pó de silicato tricálcico ser um componente de todos os quatro selantes.

Os cimentos MTA Fillapex e iRoot SP têm veículos não aquosos nos quais os pós são dispersos. Para que as partículas de silicato tricálcico contribuam para o selamento, têm de ficar hidratadas no dente através da troca do veículo não aquoso por água no canal radicular (Tabela 3). O EndoCPM Sealer e o MTA Plus Sealer baseiam-se na mistura com géis à base de água imediatamente antes da utilização, sem uma resina não aquosa. As proporções dos pós de silicato tricálcico não são conhecidas em nenhum destes materiais, mas é muito provável que sejam mais elevadas no MTA Plus porque não é incluído nenhum veículo líquido inerte. O veículo inerte é o meio líquido nas pastas do MTA Fillapex e do iRoot SP que não reage com o pó. A bioatividade dos materiais do tipo MTA tornou interessante a utilização de pós de silicato tricálcico em selantes. A possibilidade de extrusão para além do ápice com um material bioativo leva a supor que a cicatrização na área periapical ocorreria mais rapidamente com um produto de silicato tricálcico. No entanto, dois dos selantes têm os pós de silicato tricálcico dispersos num meio orgânico não reativo, o que pode diminuir o potencial benefício do pó bioativo. Até à data, não foram publicados quaisquer artigos revistos por pares para estabelecer os benefícios dos pós de silicato tricálcico em selantes em estudos clínicos humanos; todos os estudos e relatórios se baseiam em testes in vitro e em modelos animais in vivo. O carbonato de cálcio é adicionado ao Endo CPM Sealer para reduzir o pH de 12,5 para 10,0 após a presa. Ao fazê-lo, o fabricante alegou que a necrose da superfície em contacto com o material é reduzida, optimizando assim as condições para a ação enzimática da fosfatase alcalina.[5 ,22]

Composition of Tricalcium Silicate Root Canal Sealers				
Generex B ProRoot Endo Sealer	MTA Fillapex	Endosequence BC Sealer (iRoot SP)	Endo CPM Sealer	MTA Plus
Powder/gel	Dual paste	Single paste	Powder/gel	Powder/gel
Mineral trioxide aggregate (MTA) powder with enhanced radiopacity Water-based gel	Salicylate resin Diluent resin Natural resin Bismuth oxide Silica MTA Pigments	Zirconium oxide Calcium silicates Calcium phosphate monobasic $(CaH_4P_2O_8)$ Calcium hydroxide Filler Thickening agents	MTA powder Silicon dioxide Calcium carbonate Bismuth oxide Barium sulfate Propylene glycol alginate Propylene glycol Sodium citrate Calcium chloride Active ingredients	MTA powder Water-based gel

Tabela 3 - Composição do selante de silicato tricálcico para canal radicular.

O fluxo, a espessura da película, a solubilidade, a estabilidade dimensional e a radiopacidade dos novos selantes cumprem os requisitos da norma ISO 6876. Os tempos de trabalho e de presa dos materiais iRoot SP e MTA Plus são mais longos do que o do selante MTA Fillapex. O iRoot tem o tempo de presa mais longo e requer a difusão de água dos túbulos dentinários para o selante para secar. Num teste em que foi adicionada água ao cimento EndoSequence BC (ou seja, iRoot SP), o tempo de presa foi reduzido para cerca de 150 horas, mas a dureza diminuiu significativamente. O cimento Endosequence BC foi testado para fortalecer os dentes quando utilizado com cones revestidos com ionómero de vidro, tendo-se verificado que é mais forte in vitro.

Foram efectuados testes de biocompatibilidade com alguns destes cimentos. O cimento Endosequence BC foi mais citotóxico do que o cimento AH Plus para canais radiculares; o tempo para se tornar não citotóxico, avaliado pela atividade enzimática mitocondrial (desidrogenase succínica), foi de 5 semanas para o cimento Endosequence BC e de 3 semanas para o cimento AH Plus. Outro estudo concluiu que, após a presa, a citotoxicidade do MTA Fillapex diminuiu e o selante apresenta uma bioatividade adequada para estimular a nucleação da hidroxiapatite.[49]

Caraterísticas biológicas

As caraterísticas biológicas dos selantes são essenciais, uma vez que os selantes estão em contacto com o ligamento periodontal e o osso no ápice. Os selantes hidráulicos mostraram um elevado grau de proliferação celular. A citotoxicidade foi dependente da dose e a química específica do material afecta a viabilidade celular, a fixação das células e as taxas de migração celular, sendo mais elevada para os materiais que libertam níveis mais elevados de cálcio. Os selantes hidráulicos também têm um efeito osteogénico e anti-inflamatório. Os selantes hidráulicos à base de silicato de cálcio são antimicrobianos, embora as propriedades antimicrobianas iniciais, particularmente na presença de biofilme, sejam limitadas nas primeiras idades. O efeito combinado do hipoclorito de sódio e dos selantes hidráulicos é superior a qualquer um deles isoladamente, mostrando assim que, quando utilizados em conjunto, têm um melhor efeito antimicrobiano.[3,5]

Desempenho clínico e interações entre materiais

A interação dos selantes hidráulicos com a dentina é semelhante ao que tem sido relatado para os materiais de preservação da polpa. Foi demonstrada a migração elementar na interface, predominantemente para o silicone. Uma vez que os cimentos hidráulicos são susceptíveis a alterações no seu ambiente, a química das soluções de irrigação é crucial. As soluções de irrigação frequentemente utilizadas durante a terapia dos canais radiculares são o hipoclorito de sódio, o EDTA e a clorhexidina. O hipoclorito de sódio potencializa o efeito antimicrobiano dos cimentos hidráulicos. A estratégia de remoção da smear layer para permitir a adesão ao colagénio exposto funciona bem com os cimentos à base de resina.

A interação mineral referida para os selantes hidráulicos não pode ocorrer se forem utilizados quelantes de cálcio para remover o mineral e expor o colagénio.
Além disso, os restos de quelantes de cálcio, como o ácido etilenodiaminotetracético (EDTA), causarão alterações químicas nos selantes.

A resistência de união push-out dos cimentos hidráulicos também foi reduzida na presença de EDTA. Recomenda-se a utilização de uma lavagem final com água ou soro fisiológico antes da obturação do canal radicular. A remoção da smear layer continua a ser recomendada, uma vez que pode albergar bactérias; assim, até estarem disponíveis mais provas científicas, os protocolos clínicos devem permanecer inalterados. É necessária mais investigação para poder atualizar os protocolos de irrigação para a obturação com cimentos hidráulicos. O conceito de biomineralização também foi alargado à introdução de um enxaguamento final com solução salina tamponada com fosfato. A biomineralização induzida tem efeitos adversos nas propriedades antimicrobianas do selante. Este facto é mais relevante na técnica de obturação de cone único, em que a obturação é constituída por grandes volumes de cimento.

Os selantes à base de água, como o BioRoot™ RCS, são susceptíveis à dessecação devido ao calor aplicado durante a compactação vertical quente da guta-percha, embora isso não comprometa a qualidade do preenchimento. Os selantes pré-misturados são menos susceptíveis a alterações de temperatura, uma vez que dispõem de um veículo alternativo que inclui todos os selantes pré-misturados e não apenas os TotalFill® BC Sealer HiFlow™ (FKG, La Chaux-de-Fonds, Suíça), que foram desenvolvidos especificamente pelo fabricante para serem utilizados em procedimentos que utilizam calor. [3]

Classificação

Os selantes de canal radicular à base de biocerâmica são classificados de acordo com os seus principais constituintes.

Como mostra o quadro 4.

Type	Brand name
Calcium silicate based sealer (CSBS)	iRoot SP Endosequence BC sealer
MTA based sealer	MTA fillapex Endo CPM sealer MTA angelus Pro Root Endo Sealer
Calcium phosphate based sealer	Sankin apatite root canal sealer (I,II,III), Capseal(I,II)

Quadro 4- Classificação do selante de canal radicular à base de biocerâmica

Endo-CPM-Sealer

Este foi introduzido em 2004, para combinar as propriedades físico-químicas de um selante do canal radicular com as propriedades biológicas do MTA. O MPC final (Fig. 12) teve um efeito antibacteriano contra E. faecalis antes da presa, mas não manteve a atividade antibacteriana após a presa. Foi adicionado carbonato de cálcio para reduzir o pH de 12,5 para 10,0 após a presa, de modo a restringir a necrose da superfície das células em contacto com o material, resultando na deposição de tecido mineralizado.[14] A adição de cloreto de cálcio ao MTA reduz o tempo de presa, melhora o selamento e facilita a inserção em cavidades sem interferir na sua biocompatibilidade.

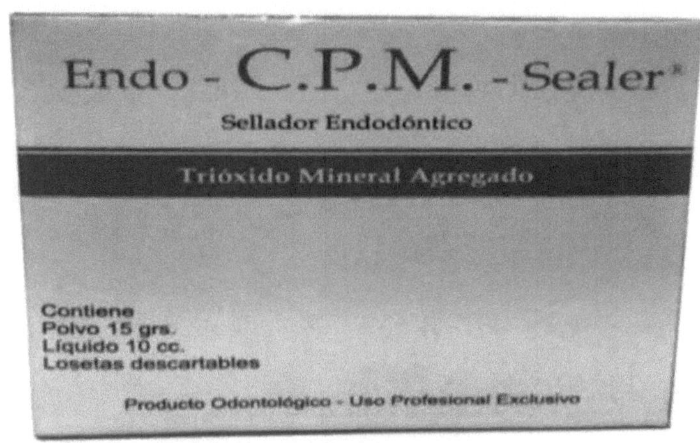

Fig-12- Endo-CPM-Sealer

MTA Fillapex

O MTA Fillapex é um selante de canal radicular à base de MTA resinoso que possui partículas de nanosilicato.

O tempo de trabalho é de cerca de 30 minutos e o tempo de presa completa é de aproximadamente duas a 4,5 horas. O MTA Fillapex (Fig. 13) tem um caudal elevado (27 mm) e uma espessura de película baixa, pelo que penetra facilmente nos canais laterais e acessórios. A citotoxicidade significativamente mais elevada do MTA Fillapex pode ser causada pelo componente de resina ou por outros componentes do cimento.

Propriedades - Fluxo: O MTA Fillapex tem um elevado fluxo (27 mm) e uma baixa espessura de película, pelo que penetra facilmente nos canais laterais e acessórios. Independentemente da técnica de obturação, o MTA Fillapex proporciona com confiança uma elevada capacidade de selagem que, ao contrário de outros selantes, não é afetada negativamente pelo calor.[17]

• Tempo de trabalho ideal: 35 minutos, ideal para casos com múltiplos canais radiculares.

• Propriedades antibacterianas: Tem excelentes propriedades antibacterianas, uma vez que a solubilidade é extremamente baixa (0,1%), pelo que não sofre erosão com o tempo, como os outros cimentos, tornando a raiz suscetível a micro lacunas que permitem a reentrada de bactérias no canal. Além disso, apresenta um pH elevado para uma ação antibacteriana prolongada e uma tendência para manter a libertação de cálcio relativamente constante até 14 dias.

A radiopacidade do MTA excede os valores recomendados pela ISO, pelo que o diagnóstico

81

radiográfico nunca será um ponto de interrogação.

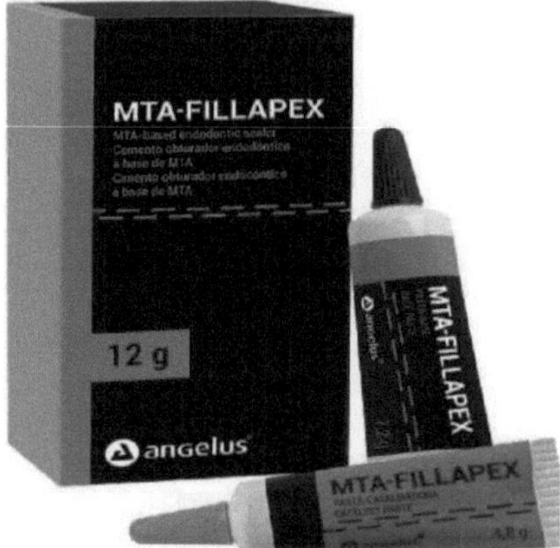
Fig-13 - MTA Fillapex

Endoseal-MTA

Este selante, que é desprovido de resina, tem o MTA como ingrediente principal. É isento de eugenol e não impede a adesão no interior do canal radicular. Este cimento endodôntico injetável pré-misturado preenche o sistema de canais radiculares, incluindo os canais acessórios e laterais, devido à sua excelente fluidez. O MTA Endoseal (Fig. 14) tem uma radiopacidade superior a 3 mm de espessura de alumínio e um tempo de presa de cerca de 12,31 minutos. Apresentou uma expansão menor do que os selantes à base de resina epóxica quando imerso em água durante 30 dias. No entanto, apresenta uma biocompatibilidade inferior à do BioRoot RCS em células do ligamento periodontal humano (PDL).[50]

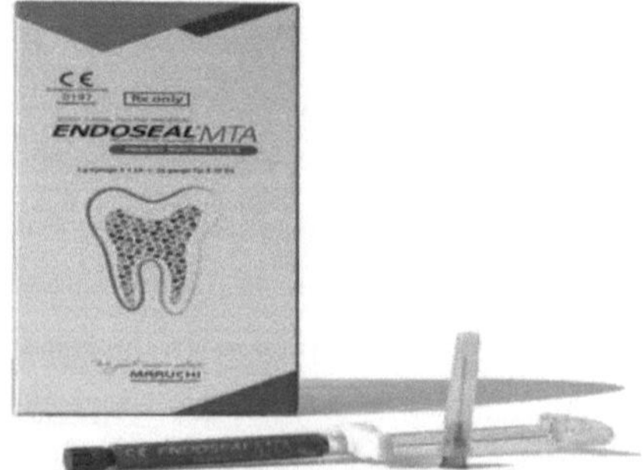
Fig-14 - Endoseal-MTA

ProRoot Endo Sealer

O ProRoot Endo Sealer (Fig. 15), um selante endodôntico à base de silicato de cálcio, tem um polímero solúvel em água adicionado ao MTA que aumenta o fluxo mesmo com um rácio elevado de pó para líquido. Deve ser utilizado em conjunto com o material de obturação radicular na técnica de obturação lateral a frio, vertical a quente ou com base em suporte. Apresenta biocompatibilidade quando em contacto com uma solução fisiológica e há libertação de iões de cálcio e hidroxilo do líquido selador, o que é responsável pela sua bioatividade. Também possui uma citotoxicidade favorável e, por isso, causa uma irritação mínima dos tecidos quando é extrudido através da constrição apical. De acordo com Huffman et al, a resistência à deslocação do ProRoot Endo sealer foi independente da localização da dentina radicular

e era mais do que o AH Plus e o selante de canal pulpar, ~[lsl]

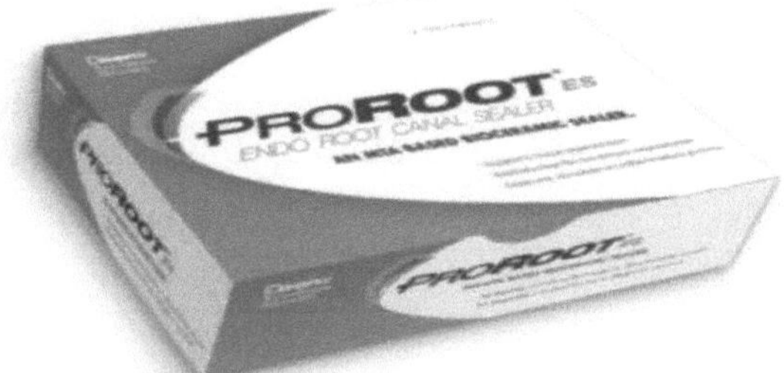

Fig-15- ProRoot Endo Sealer

¡Raiz SP

O iRoot SP (Fig. 16) é um selante de canal radicular injetável, pré-misturado, pronto a usar, à base de silicato de cálcio e sem alumínio, com uma composição semelhante ao MTA branco. Apresentou um pH alcalino até 7 dias após a presa e foi capaz de matar E. faecalis numa investigação antibacteriana. Tem uma radiopacidade superior a 3 mm de espessura de alumínio. Foi demonstrado que o iRoot SP fresco tinha uma toxicidade significativamente mais elevada em comparação com o ProRoot MTA num teste de difusão de filtro e foram encontradas quantidades mais elevadas de material de enchimento residual após o retratamento para o iRoot SP em comparação com selantes à base de resina epóxida e à base de óxido de zinco-eugenol. Apresenta também uma penetração mais profunda nos túbulos dentinários, uma maior resistência de união push-out em comparação com outros CSBS e uma maior resistência à fratura do que os selantes à base de resina epóxida.

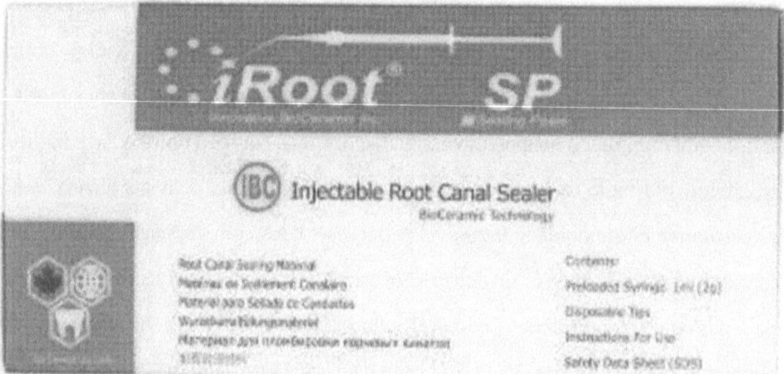

Fig-16- ¡Root SP

Endosequence BC Sealer

O Endosequence BC Sealer (BCS) (Fig. 17), à base de silicato de cálcio, é um material insolúvel, radiopaco e isento de alumínio, que requer a presença de água para endurecer e endurecer a obturação e o selamento. É um material injetável pré-misturado, pronto a usar, desenvolvido para os canais radiculares, para utilização na técnica de cone único e de condensação lateral. O tempo de trabalho pode ser superior a 4 horas à temperatura ambiente. O tempo de presa é de 4 horas. No entanto, o tempo de presa pode ser superior a 10 horas em canais radiculares muito secos.

O tempo de presa do selante é altamente dependente da presença de humidade na dentina radicular. Para além disso, a temperatura corporal aumenta a fluidez e diminui o tempo de presa. Estes materiais foram concebidos e podem ser utilizados com todas as técnicas de obturação dos canais radiculares. Foi demonstrado que os procedimentos de retratamento endodôntico não são mais difíceis ou complicados quando estes materiais são utilizados em conjunto com as pontas de guta-percha - podem ser utilizadas técnicas convencionais para a remoção das obturações.[51]

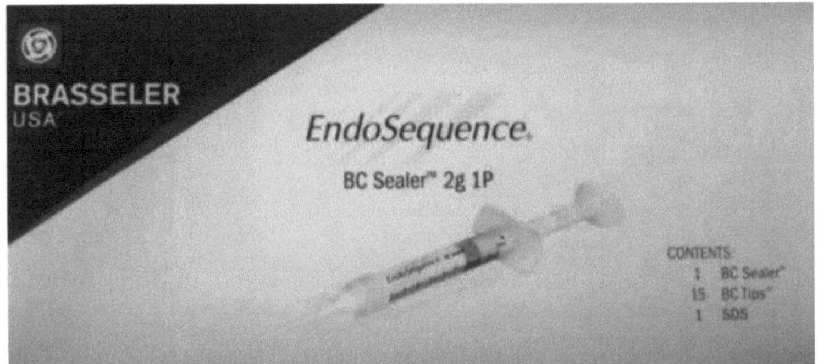

Fig-17- Endosequência - BC sealer

Endosequence BC Sealer HiFlow

Foi demonstrado que os selantes hidráulicos de silicato de cálcio à base de água não podem ser utilizados com as técnicas de obturação quente do canal radicular porque o calor altera drasticamente as propriedades dos materiais. No entanto, muitos médicos dentistas têm utilizado a técnica de compactação vertical a quente durante décadas e não estavam preparados para fazer a transição para a técnica mais simples de obturação com cone único.

Devido às necessidades recentes, foram introduzidas duas formulações distintas e modificações dos mesmos selantes hidráulicos pré-misturados à base de silicato de cálcio. De acordo com os fabricantes, a nova fórmula HiFlow dos selantes BC e TotalFill originais foi concebida para uma maior resistência ao calor (até 220° C), apresenta uma menor viscosidade quando aquecida e é mais radiopaca, o que a torna optimizada para técnicas de obturação a quente. No entanto, atualmente não existem provas científicas sólidas que confirmem propriedades superiores e vantagens clínicas

dos cimentos modificados de alta viscosidade. Não está claramente confirmado que a temperatura real no interior dos canais radiculares durante a obturação termoplástica possa atingir estes valores elevados. Assim, a necessidade destas novas formulações dos selantes BC e TotalFill originais é ainda questionável.

Uma nova formulação do Endosequence BC Sealer foi modificada para Endosequence BC Sealer HiFlow (BCHiF) (Fig-IS) para obter um selante à base de silicato de cálcio adequado para utilização em técnicas de obturação de canais quentes. O BCS e o BCHiF tinham a mesma composição elementar. O carbono, o oxigénio e o silício apresentavam uma percentagem semelhante em ambos os vedantes, mas foi encontrada uma variação na quantidade de cálcio e zircónio. No entanto, segundo o fabricante, apresenta menor viscosidade quando aquecido e é mais radiopaco que o Endosequence BCS. O BCHiF teve resultados semelhantes ao seu antecessor BCS em termos de citocompatibilidade, migração celular, adesão celular e potencial de bioatividade.

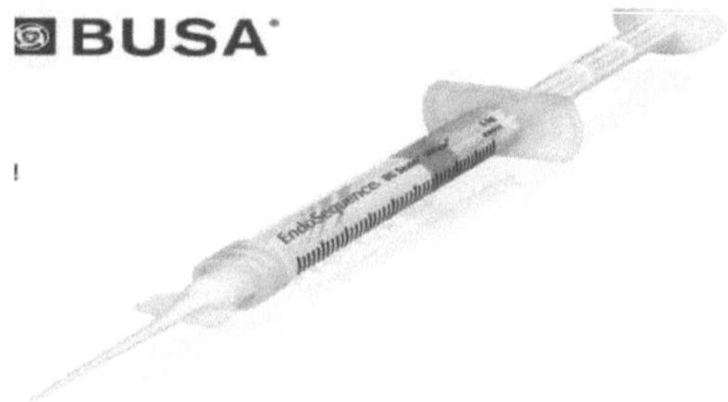

Fig-18- Endosequence BC Sealer HiFlow

Total Fill BC Sealer

O TotalFill BC (Fig-19) Sealer é uma pasta biocerâmica injetável pré-misturada, pronta a usar, desenvolvida para aplicação permanente de obturação e selagem de canais radiculares. É um material insolúvel, radiopaco e isento de alumínio, baseado na composição de silicato de cálcio. Revelou uma maior proliferação celular e adesão de colagénio tipo I em comparação com AH Plus ou MTA Fillapex. O TotalFill registou maiores observações de cicatrização apical completa, em comparação com o AH-Plus.

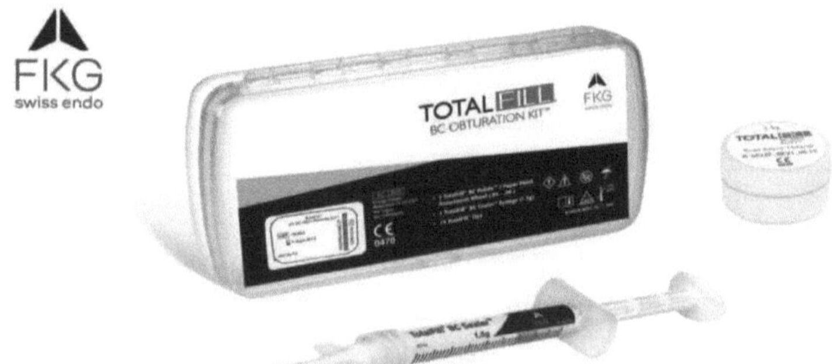

Fig-19- **Total Fill BC Sealer**

BioRoot RCS

BioRoot™ RCS (Fig-20) é a nova geração de selante/preenchimento de canais radiculares da Septodont (Saint-Maur-des-Fosses, França) que beneficia da Tecnologia de Biosilicato Ativo. Esta tecnologia única permite transformar a matéria-prima em silicato tricálcico puro, sem qualquer presença de aluminato e sulfato de cálcio no produto final BioRoot™ RCS é um cimento hidráulico, comercializado em 2015 e apresentado como um pó composto por silicato tricálcico, óxido de zircónio e um líquido, que é principalmente à base de água com adições de cloreto de cálcio e um polímero solúvel em água. Foi relatado que o BioRoot™ RCS induz in vitro a produção de fatores de crescimento angiogénicos e osteogénicos por células do ligamento periodontal humano; além disso, tem uma citotoxicidade mais baixa do que outros selantes de canais radiculares convencionais, pode induzir a deposição de tecido duro e tem atividade antimicrobiana.[52]

O BioRoot™ RCS não contém monómeros, é altamente biocompatível e reduz os riscos de reacções adversas nos tecidos. As propriedades antimicrobianas do BioRoot™ RCS impedem o crescimento bacteriano que conduz a falhas clínicas. Além disso, a cristalização do BioRoot™ RCS cria uma vedação estanque no interior dos túbulos dentinários para uma melhor resistência à microinfiltração. BioRoot™ RCS é bioativo, estimulando o processo fisiológico ósseo e a mineralização da estrutura dentinária.

Por conseguinte, cria um ambiente favorável para a cicatrização periapical e propriedades bioactivas, incluindo biocompatibilidade, formação de hidroxiapatite, mineralização da estrutura dentária, pH alcalino e propriedades de selagem. O BioRoot™ RCS foi concebido para ser utilizado misturando manualmente a parte em pó (1 colher) com a parte líquida (5 gotas) através de uma simples espatulação; o tempo de trabalho é de cerca de 15 minutos e o tempo de presa é inferior a 4 horas no canal radicular. Além disso, o BioRoot™ RCS apresentou uma vedação estanque com a dentina e a guta-percha e uma radiopacidade adequada (5 mm de alumínio).

A pasta misturada tem uma consistência suave com um bom fluxo que aumenta ainda mais após a colocação no canal radicular (à temperatura corporal). Foi demonstrado que a taxa de fluxo é de 26 mm e a espessura da película é de 45 µm.

O BioRoot™ RCS foi concebido para simplificar as técnicas de obturação do canal radicular, através da facilidade de mistura e utilização, da sua consistência optimizada e da eliminação da necessidade de uma técnica de guta-percha quente. Foi proposto que o BioRoot™ RCS só deve ser utilizado com técnicas de obturação fria do canal radicular, uma vez que o calor gerado durante a obturação termoplástica pode afetar negativamente a fluidez e a espessura da película do material. Recentemente, a técnica do cone único foi sugerida para utilização com cimentos hidráulicos de silicato de cálcio.

A resistência de união Push out (POBS) do BioRoot RCS foi inferior à do AH Plus quando utilizado segundo a técnica do cone único. A utilização de EDTA como irrigante final teve um impacto adverso na POBS do BioRoot RCS, ao passo que a clorexdina aumentou a resistência ao deslocamento. Os BioRoot RCS apresentaram baixa toxicidade e genotoxicidade nas células PDL e provaram ser biocompatíveis com as células PDL humanas e os fibroblastos gengivais. [53]

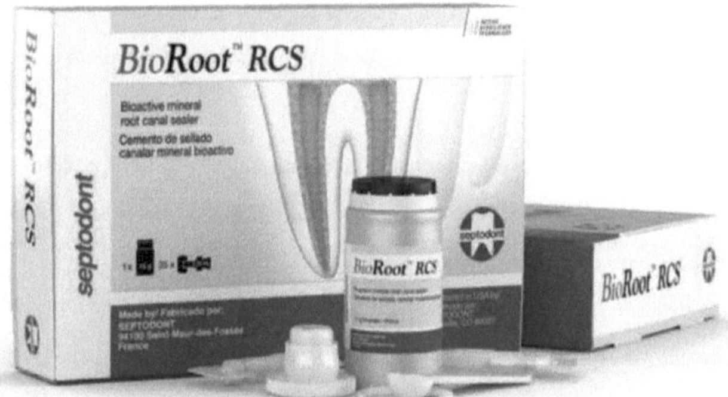

Fig-20- BioRoot RCS

NeoMTA Plus

O NeoMTA Plus (Fig. 21) é um novo material de silicato tricálcico em pó mais fino e tem óxido de tântalo (Ta2O5) como agente radiopacificador que é misturado com um gel à base de água que confere boas propriedades de manuseamento. [6,7]

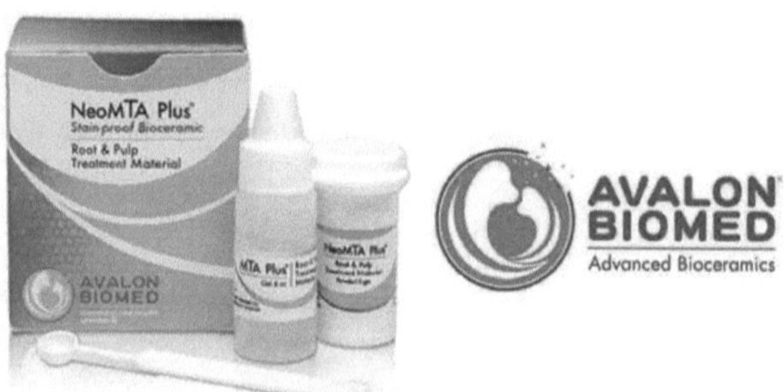

Fig-21-NeoMTA Plus

Selo Cera

O CeraSeal (Meta Biomed Co., Cheongju, Coreia) (Fig. 22) é um selante endodôntico pré-misturado recentemente lançado que contém silicatos de cálcio, óxido de zircónio e um agente espessante. De acordo com o fabricante, o CeraSeal é um selante hidráulico à base de silicato de cálcio, que possui uma capacidade de selamento superior. A humidade nos túbulos dentinários e a reação química do silicato de cálcio produzem a cristalização do hidróxido de cálcio. O material garante a vedação hermética do canal radicular e impede o influxo e a propagação de bactérias. O material é dimensionalmente estável, não encolhe nem se expande no canal radicular e evita infracções ou fracturas da raiz, mantendo o seu volume estável. A técnica de obturação de cone único pode ser utilizada com este material. Devido ao tempo de presa mais curto, o material é altamente resistente à lavagem.[23]

CeraSeal induz um elevado grau de libertação de Ca2+. Este produto tem como caraterística curar lentamente, absorvendo a água ambiente no interior do canal radicular. É branco e estético.

O tempo de presa do CeraSeal é de aproximadamente 3,5 h, o material possui um pH elevado de 12,73, capacidade de escoamento de 23 mm e radiopacidade (equivalente a 8 mm de Al). O material é vendido numa embalagem de seringa pré-misturada de 2 g com cânulas de ponta intra-canal. De acordo com o fabricante, a composição e as propriedades do CeraSeal são muito semelhantes às do iRoot@SP, mas o CeraSeal utiliza 1,3-propanodiol em vez de fosfato de cálcio monobásico e hidróxido de cálcio.

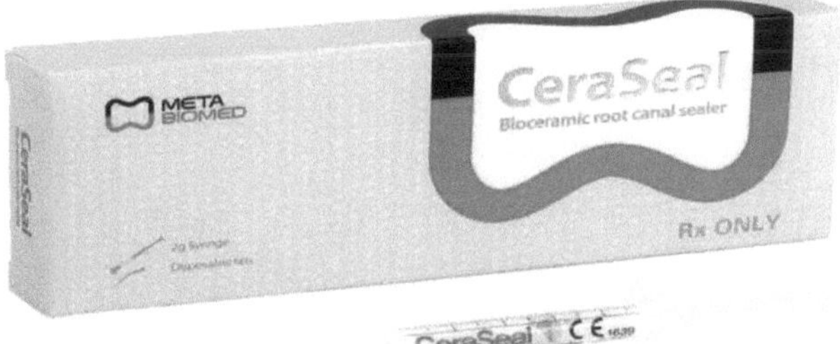

Fig-22- CeraSeal

Cera Fill RCS

O material de obturação e selagem de canais radiculares Cerafill RCS (Fig. 23) é um material pré-misturado injetável pronto a utilizar, baseado na tecnologia biocerâmica. Trata-se de um material radiopaco à base de silicato de cálcio, isento de alumina, com excelentes caraterísticas de manuseamento e propriedades físicas superiores, que necessita de água para assentar e endurecer.[25]

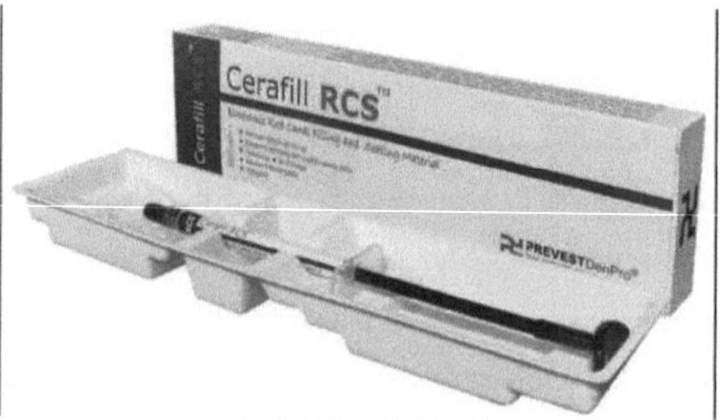

Fig-23-Cera FillRCS

Poço Root ST

O Well Root ST (Fig-24) é um selante injetável pré-misturado que é aplicado nos canais radiculares por injeção sem contaminar a cavidade de acesso. O Well Root ST contém óxido de zircónio como radiopacificador, silicato de cálcio e agentes de enchimento espessantes. O Well Root ST causou uma descoloração clinicamente percetível em 4 semanas, semelhante ao MTA Fill apex e Dia-Prosea. Mostrou uma diminuição da viabilidade celular ao longo do tempo em meios frescos, o que pode ser o resultado do seu pH elevado no estado fresco e mostrou uma viabilidade celular significativamente mais elevada aos 3 dias. O Well Root ST foi considerado o mais eficaz para a fixação de células estaminais do ligamento periodontal humano na superfície do conjunto.[34]

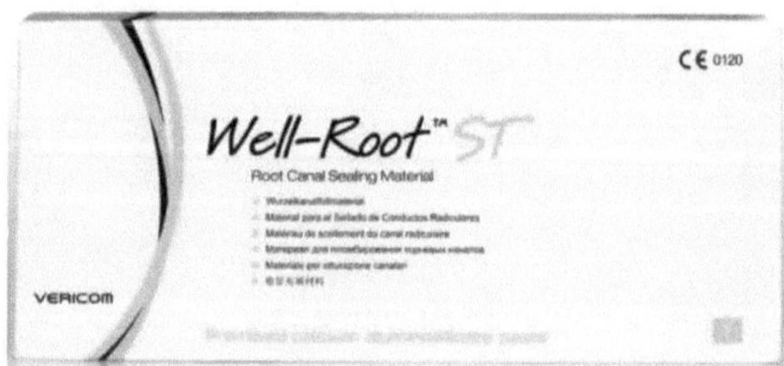

Fig-24- Poço Raiz ST

Selante nano cerâmico (NCS)

Tem uma boa citocompatibilidade, embora inferior à do Bioroot RCS. Estes resultados confirmam que existem diferenças entre as biocerâmicas disponíveis no mercado, sugerindo que os agentes de enchimento e de espessamento desconhecidos podem desempenhar um papel importante em termos de biocompatibilidade[19]. Apresenta uma fixação e proliferação celular favorável devido à sua superfície lisa. Tem um potencial osteoblástico inicial favorável, o que é mais benéfico para a cicatrização periapical inicial![371]

CONCLUSÃO

Os materiais biocerâmicos têm uma ampla utilização na medicina dentária e na endodontia em particular, como o capeamento pulpar, a amputação pulpar, a apexificação, as obturações radiculares, a reparação de perfurações e a regeneração pulpar. As suas propriedades peculiares, como a biocompatibilidade e a bioatividade, tornam-nos adequados para aplicações dentárias, especialmente para uso endodôntico, e estão a facilitar a mudança clínica para estes materiais.

Potente atividade antibacteriana, biocompatibilidade absoluta, boa condutividade térmica, capacidade de obter uma excelente vedação hermética em ambiente constantemente húmido, formação de ligações químicas com a dentina, insolubilidade em fluidos tecidulares, expansão durante o tempo de presa, muito boa radiopacidade, fácil manuseamento são as caraterísticas que fazem dos materiais à base de biocerâmica uma alternativa actualizada a outros materiais.

A aplicação de materiais biocerâmicos modificou o tratamento endodôntico cirúrgico e não cirúrgico, proporcionando uma direção promissora para a preservação dos dentes dos pacientes. No entanto, ainda existem limitações quando comparadas com os critérios para um material ideal utilizado para fins endodônticos. De facto, espera-se que os materiais biocerâmicos atualmente disponíveis sejam ainda modificados e desenvolvidos para ultrapassar os poucos desafios remanescentes e têm um longo caminho a percorrer para provar os seus resultados clínicos e sucesso.

DIRECÇÕES FUTURAS

Um grande número de estudos sobre o MTA e outros materiais biocerâmicos como materiais regenerativos para endodontia demonstrou a sua eficácia. No entanto, o aparecimento de novos biomateriais é necessário em medicina dentária, com o objetivo de prolongar a esperança de vida dos dentes e também a qualidade de vida sistémica. As melhorias na formulação (por exemplo, a formulação pré-misturada numa seringa, a formulação em massa) consistem num avanço significativo e também nas preocupações relativas à descoloração dos dentes e às modificações dos compostos. No entanto, os fabricantes e investigadores têm de atender a casos de reintervenção em que é necessária a remoção destes materiais. Além disso, os altos custos também devem ser uma grande preocupação para melhor disseminar o uso benéfico das biocerâmicas na prática diária. As propriedades biológicas dos materiais biocerâmicos estão bem definidas em muitos estudos in vitro e in vivo, mas novas formulações devem ser avaliadas em casos clínicos longitudinais, e revisões sistemáticas e meta-análises são necessárias para melhor comparar esses produtos. Finalmente, vários produtos apresentam resultados efectivos mesmo quando comparados com o MTA gold standard, e a escolha da biocerâmica deve basear-se na experiência profissional.

Referências

1) Chitra S, Mathew NK, Jayalakshmi S, Balakumar S, Rajeshkumar S, Ramya R. Estratégias de Biocerâmica, Vidros Bioactivos em Endodontia: Perspectivas futuras da odontologia restauradora. Biomed Res Int. 2022 Jul 30;2022:2530156

2) Nasim, Iffat & Jain, Sanchit & Soni, Shradha & Lakhani, Ashik & Jain, Kashish & Saini, Neha. (2016). Artigo de revisão BIOCERÂMICA EM DENTISTRIA OPERATIVA E ENDODONTIA. Revista Internacional de Investigação Médica e Oral. 1. 1-8

3) Dr. Anil K Tomer, Dr. Sushma Kumari, Dr. Dhruv Rastogi, Dr. Lungdin Leima Cecilia, Dr. Supriya Singh, Dr. Ayush Tyagi. Biocerâmica em Endodontia - Uma Revisão. Int J Appl Dent Sci 2020;6(3):588-594.

4) Stella Maris de Freitas Lima, Poliana Amanda Oliveira Silva, Taia Maria Berto Rezende. Aprimoramento de Biocerâmicas Reparadoras em Endodontia - Uma Revisão Crítica. Biomed J Sci & Tech Res 24(3)- 2020. BJSTR. MS.ID.004059.

5) Ahuja, Dr. & Gupta, Sachin & Nikhil, Vineeta (2022). Biocerâmica na polpa vital Terapia. Revista Internacional de Investigação e Revisão. 9. 141-145. 10.52403/ijrr.20220522.

6) Mangat P, Azhar S, Singh G, Masarat F, Yano N, Sah S. Biocerâmica em endodontia: Uma revisão. Int J Oral Care Res 2021;9:59-62.

7) Rawat A, Geogi C C, Dubey S, Singh P, Bioceramics in endodontics - A review. IP Indian J Conserv Endod 2022;7(4):163-171

8) Debelian, Gilberto & Trope, Martin. (2016). O uso de materiais biocerâmicos pré-misturados em endodontia. Giomale Italiano di Endodonzia. 30. 10.1016/j.gien.2016.09.001.

9) Raghavendra SS, Jadhav GR, Gathani KM, Kotadia P. Biocerâmica em endodontia - uma revisão. JIstanbUnivFacDent2017;51(3 Suppl 1):S128-S137.

10) Dr. Atul Jain, Dr. Remya Ramachandran, Dr. Shantwana Singh, Propriedades dos materiais biocerâmicos utilizados em endodontia, JORNAL INTERNACIONAL DE INVESTIGAÇÃO CIENTÍFICA: Volume-7 | Edição-3 | março-2018

11) Twincy josephı, Joy Mathew^, Joseph Joy3, Krishnan Hari^, Basil Joy Biocerâmicas como selantes de canais radiculares: Uma revisão Volume 9 Edição 11, novembro de 2020

12) Drukteinis, Saulius & Camilleri, Josette. (2020). Materiais biocerâmicos em endodontia

clínica. 10.1007/978-3-030-58170-1.

13) G, Sapnika, R, K. Satish, V, S. Kumar, Sajjan, G. S, K. M. Varma, & D, Praveen. Materiais biocerâmicos para reparação de perfurações. Revista Internacional de Ciências Médicas e Estudos de Investigação Clínica. 2022 2(6), 528-533.

14) Raghavendra SS, Jadhav GR, Gathani KM, Kotadia P. Biocerâmica em endodontia - uma revisão. JIstanbUnivFacDent. 2017Dec 2;51(3 Suppl 1):S128-S137.

15) Eliaz N, Metoki N. Calcium Phosphate Bioceramics: Uma revisão da sua história, estrutura, propriedades, tecnologias de revestimento e aplicações biomédicas. Materials (Basileia). 2017Mar24;10(4):334

16) Jeong, J., Kim, J.H., Shim, J.H. et al. Materiais bioativos de fosfato de cálcio e aplicações na regeneração óssea. Biomater Res 23, 4 (2019).

17) Utneja S, Nawal RR, Talwar S, Verma M. Perspectivas actuais da tecnologia bio-cerâmica em endodontia: cimento de mistura enriquecido com cálcio - revisão da sua composição, propriedades e aplicações. RestorDentEndod. 2015 Feb;40(l):l-13

18) Chellapandian, Kingston & Reddy, Tripuravaram Vinay & Venkatesh, Vijay & Annapurani, Annapurani. Bioceramic root canal sealers: A review. Internationaljoumal ofhealth sciences.(2022)

19) Afaf AL-Haddad, Zeti A. Che Ab Aziz, "Bioceramic-Based Root Canal Sealers: A Review", International Journal of Biomaterials, vol. 2016, Artigo ID 9753210, 10 páginas, 2016.

20) Tawil PZ, Duggan DJ, Galiza JC. Agregado de trióxido mineral (MTA): sua história, composição e aplicações clínicas. Compend Contin Educ Dent. 2015 Apr;36(4):247-52

21) Camilleri J. A composição química do agregado de trióxido mineral. J Conserv Dent 2008;ll:141-3

22) Wang Z, Shen Y, Haapasalo M. Antimicrobial and Antibiofilm Properties of BioceramicMaterials in Endodontics. Materiais (Basileia). 2021 Dez 10;14(24):7594.

23) Zhao C, Liu W, Zhu M, Wu C, Zhu Y. Scaffolds de base biocerâmica com função antibacteriana para engenharia de tecido ósseo: Areview. BioactMater. 2022 Feb 23;18:383-398.

24) Zamparini F, Prati C, Taddei P, Spinelli A, Di Foggia M, Gandolfi MG. Propriedades

físico-químicas e bioatividade de novos selantes pré-misturados de silicato de cálcio-biocerâmica RootCanal. IntJMol Sci. 2022 Nov 11;23(22):13914

25) Estivalet MS, de Araújo LP, Immich F, da Silva AF, Ferreira NS, da Rosa WLO, Piva E. Bioactivity Potential OfBioceramic-Based Root Canal Sealers: A Scoping Review. Life(Basel). 2022Nov 11;12(11):1853.

26) Shaik I, Dasari B, Kolichala R, Doos M, Qadri F, Arokiyasamy JL, Tiwari RVC. Comparação da Taxa de Sucesso do Agregado de Trióxido Mineral, Material de Reparação de Raiz Biocerâmica Endosequence e Hidróxido de Cálcio para Apexificação de Dentes Permanentes Imaturos: Systematic Review and Meta-Analysis. J Pharm Bioallied Sci. 2021 Jun;13(Suppl 1):S43-S47

27) Sanz JL, Rodriguez-Lozano FJ, Llena C, Sauro S, Fomer L. Bioatividade dos materiais biocerâmicos utilizados na terapia do complexo dentina-polpa: Uma revisão sistemática. Materials (Basel). 2019Mar27;12(7):1015.

28) Kaul S, Kumar A, Badiyani BK, Sukhtankar L, Madhumitha M, Kumar A. Comparação da capacidade de selagem do selante biocerâmico, AH Plus, e GuttaFlow em canais radiculares curvos preparados de forma conservadora e obturados com a técnica do cone único: An In vitroStudy. JPharm Bioallied Sci. 2021 Jun;13(Suppl l):S857-S860

29) Arul B, Varghese A, Mishra A, Elango S, Padmanaban S, Natanasabapathy V. Retrievability of bioceramic-based sealers in comparison with epoxy resin-based sealer assessed using microcomputed tomography: Uma revisão sistemática de estudos laboratoriais. J ConservDent. 2021 Set-Out;24(5):421-434.

30) Raghavendra SS, Jadhav GR, Gathani KM, Kotadia P. Biocerâmica em endodontia - uma revisão. JIstanbUnivFacDent. 2 de dezembro de 2017;51(3 Suppl 1):S128-S137

31) Brunello G, Panda S, Schiavon L, Sivolella S, Biasetto L, Del Fabbro M. The Impact of Bioceramic Scaffolds on Bone Regeneration in Preclinical In Vivo Studies: Uma Revisão Sistemática. Materiais (Basileia). 2020 Mar 25;13(7):1500.

32) Zafar K, Jamal S, Ghafoor R. Cimentos bioactivos - materiais de silicato de cálcio à base de agregado de trióxido mineral: uma revisão narrativa. J Pak Med Assoc. 2020 Mar;70(3):497- 504.

33) Jitaru S, Hodisan I, Timis L, Lucian A, Bud M. A utilização da biocerâmica na endodontia

- revisão da literatura. Clujul Med. 2016;89(4):470-473.

34) Alnassar I, Altinawi MK, Rekab MS, Alzoubi H, Katbeh I. Avaliação da massa biocerâmica na pulpotomia de molares permanentes imaturos com sintomas de pulpite irreversível. Cureus. 2022 Nov22;14(ll):e31806.

35) Mason J, Kirkpatrick T, Roberts HW. Resistência ao deslocamento de cinco materiais biocerâmicos de obturação da extremidade radicular. Dent Mater J. 2022 Nov 30;41(6):843-849

36) Lyu WJ, Bai W, Wang XY, Liang YH. Propriedades físico-químicas de um novo selante de canal radicular biocerâmico à base de silicone. J Dent Sci. 2022 Apr;17(2):831-835.

37) Stefanova V, Zhekov K, Raycheva R. Aplicação de selantes endodônticos biocerâmicos na prática clínica. J Pak Med Assoc. 2023 Abr;73(4):816-820.

38) Suwartini T, Santoso J, Widyarman AS, Ratnasari D. Eficácia dos selantes biocerâmicos e à base de hidróxido de cálcio contra biofilmes endodônticos patogénicos: Um estudo in vitro. Contemp Clin Dent. 2022 Out-Dez;13(4):322-330.

39) Rekha R, Kavitha R, Venkitachalam R, Prabath SV, Deepthy S, Krishnan V. Comparação da capacidade de selagem do selante biocerâmico com o selante à base de resina epóxida: Uma revisão sistemática e meta-análise. J Oral Biol Craniofac Res. 2023 Jan-Fev;13(l):28-35.

40) Najafzadeh R, Fazlyab M, Esnaashari E. Comparação de selantes biocerâmicos e de resina epóxida em termos de adaptação marginal e profundidade de penetração tubular com diferentes técnicas de obturação em dentes pré-molares: Um estudo com microscópio eletrónico de varrimento e microscopia confocal de varrimento a laser. J Family Med Prim Care. 2022 May;ll(5):1794- 1797.

41) Qian K, Pan J, Zhu WH, Zhao XY, Liu C, Yong W. [Evaluation Ofbioceramic putty repairmen iRoot and mineral trioxide aggregate in mature permanent teeth pulpotomy]. BeijingDa Xue Xue Bao Yi Xue Ban. 2022 Feb 18;54(1):113-118.

42) Kiranmayi T, Vemagiri CT, Rayala C, Chandrappa V, Bathula H, Challagulla A. Comparação in vivo da massa biocerâmica e do agregado de trióxido mineral como medicamento de pulpotomia em molares primários. Um ensaio clínico aleatório com 12 meses de seguimento. Dent Res J (Isfahan). 2022 Oct 20;19:84.

43) Santos JM, Pereira S, Sequeira DB, Messias AL, Martins JB, Cunha H, Palma PJ, Santos AC. Biocompatibilidade de um selante biocerâmico à base de silicone em tecido

subcutâneo. J Oral Sci. 2019;61(1):171-177.

44) Chisnoiu R, Moldovan M, Chisnoiu A, Hrab D, Rotaru D, Pãstrav O, Delean A. Avaliação comparativa do selamento apical de dois selantes endodônticos biocerâmicos. Med Pharm Rep. 2019 Dec;92(Suppl No 3):S55-S60

45) Mungekar-Markandey S, Mistry L, Jawdekar A. Sucesso Clínico da Reparação de Perfurações Iatrogénicas Utilizando Agregado de Trióxido Mineral e Outros Materiais em Molares Primários: A Systematic Review and Meta-analysis. Int J Clin Pediatr Dent. 2022 Sep- Oct;15(5):610-616.

46) Dastorani M, Shourvarzi B, Nojoumi F, Ajami M. Comparação da microinfiltração bacteriana do Endoseal MTA Sealer e Pro-Root MTA na perfuração da raiz. J Dent (Shiraz). 2021 Jun;22(2):96-101.

47) Wang X, Xiao Y, Song W, Ye L, Yang C, Xing Y, Yuan Z. Aplicação clínica de biocerâmicas à base de silicato de cálcio em endodontia. J Transl Med. 2023 Nov 25;21(1):853.

48) Koç C, Asian B, Ulusoy Z, Oruçoglu H. Capacidade de selamento de três materiais diferentes para reparar perfurações de furca usando o método de filtração de fluido computorizado. J Dent Res DentciinDentProspects. verão de 2021;15(3):183-187.

49) Benetti F, de Azevedo Queiroz Í0, Oliveira PHC, Conti LC, Azuma MM, Oliveira SHP, Cintra LTA. Citotoxicidade e biocompatibilidade de um novo cimento endodôntico biocerâmico contendo hidróxido de cálcio. Braz Oral Res. 2019;33:e042.

50) Angkasuvan V, Panichuttra A, Nawachinda M, Ratisoontom C. Avaliação do pH e da libertação de iões de cálcio nas cavidades simuladas de reabsorção radicular externa de dentes obturados com selante biocerâmico. Clin Exp Dent Res. 2022 Aug;8(4):900-905.

51) Asawaworarit W, Pinyosopon T, Kijsamanmith K. Comparação da capacidade de selagem apical do selante biocerâmico e do selante à base de resina epóxi utilizando a técnica de filtração de fluidos e a microscopia eletrónica de varrimento. J Dent Sci. 2020 Jun;15(2):186-192.

52) Hoshino RA, Delfino MM, da Silva GF, Guerreiro-Tanomaru JM, Tanomaru-Filho M, Sasso-Cerri E, Cerri PS. Biocompatibilidade e potencial bioativo do cimento endodôntico de base biocerâmica NeoMTA Plus. RestorDentEndod. 2020 Dec 17;46(1):e4.

53) Singh G, Gupta I, Elshamy FMM, Boreak N, Homeida HE. Comparação in vitro das propriedades antibacterianas do selante à base de biocerâmica, do selante à base de resina

e do selante à base de óxido de zinco eugenol e de dois agregados de trióxido mineral. Eur J Dent. 2016 Jul-Set;10(3):366-369.

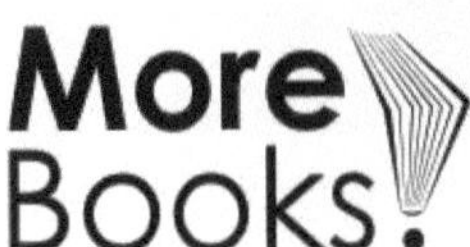

More
Books!

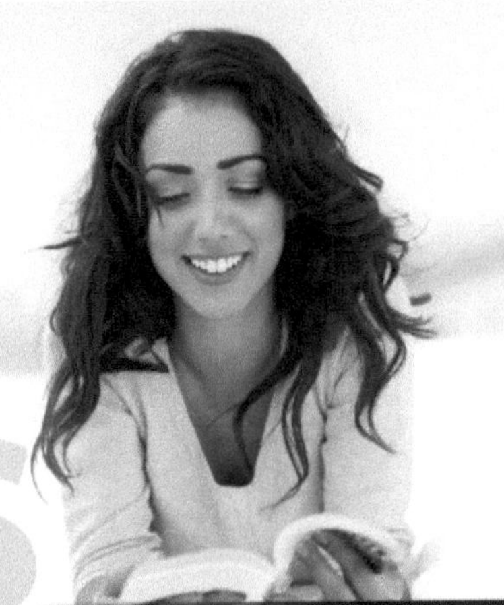

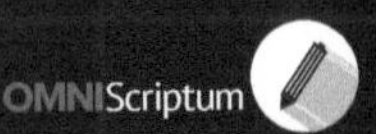

info@omniscriptum.com
www.omniscriptum.com
OMNIScriptum

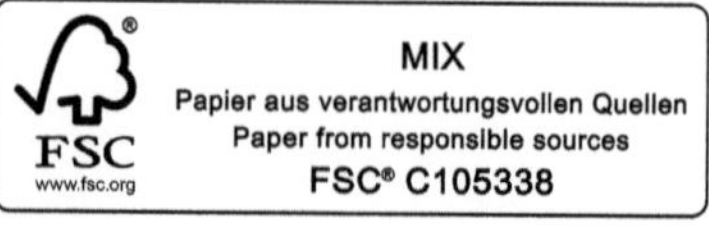

Printed by Books on Demand GmbH, Norderstedt / Germany